ÉTUDE CLINIQUE

SUR LA

FIÈVRE DU GOITRE EXOPHTHALMIQUE

ET COMPARATIVEMENT SUR LES

FIÈVRES SPÉCIALES A QUELQUES AUTRES NÉVROSES

PAR

Le Dr Henry BERTOYE

EX-INTERNE DES HÔPITAUX DE LYON
ET DE LA CLINIQUE D'ACCOUCHEMENTS DE LA FACULTÉ
EX-PRÉPARATEUR DU LABORATOIRE D'ANATOMIE GÉNÉRALE ET D'HISTOLOGIE
DE LA FACULTÉ DE MÉDECINE DE LYON

PARIS

LIBRAIRIE J.-B. BAILLIÈRE ET FILS
19, rue Hautefeuille, 19

1888

ÉTUDE CLINIQUE

SUR LA

FIÈVRE DU GOITRE EXOPHTHALMIQUE

ET COMPARATIVEMENT SUR LES

FIÈVRES SPÉCIALES A QUELQUES AUTRES NÉVROSES

DU MÊME

Note sur un cas d'hémiataxie locomotrice progressive d'origine professionnelle. *Lyon-Médical, 1885.*

Etude clinique sur les ecchondroses et les exostoses du larynx. *Annal. de laryng., 1886.*

De la dilatation digitale du pylore dans le cancer de cet orifice. *Lyon-Médical, 1886.*

Contribution à l'étude de l'ostéomyélite infectieuse. *Lyon-Médical, 1886.*

Contribution à l'étude des nodules de Meynet. *Lyon-Médical. 1887.*

ÉTUDE CLINIQUE

SUR LA

FIÈVRE DU GOITRE EXOPHTHALMIQUE

ET COMPARATIVEMENT SUR LES

FIÈVRES SPÉCIALES A QUELQUES AUTRES NÉVROSES

PAR

Le Dr Henry BERTOYE

EX-INTERNE DES HÔPITAUX DE LYON
ET DE LA CLINIQUE D'ACCOUCHEMENTS DE LA FACULTÉ
EX-PRÉPARATEUR DU LABORATOIRE D'ANATOMIE GÉNÉRALE ET D'HISTOLOGIE
DE LA FACULTÉ DE MÉDECINE DE LYON

LYON

TYPOGRAPHIE ET LITHOGRAPHIE J. GALLET

2, rue de la Poulaillerie, 2.

1888

ÉTUDE CLINIQUE

SUR LA

FIÈVRE DU GOITRE EXOPHTHALMIQUE

ET COMPARATIVEMENT SUR LES

FIÈVRES SPÉCIALES A QUELQUES AUTRES NÉVROSES

AVANT-PROPOS

L'idée d'écrire ce mémoire m'a été suggérée par l'observation de plusieurs cas de goître exophthalmique que j'ai pu suivre pendant mon internat à l'hôpital de la Croix-Rousse, dans le service de mon maître, M. le professeur J. Renaut. Une des malades atteintes de cette affection attira en particulier notre attention par le caractère spécial des phénomènes fébriles qu'elle présenta. Couchée presque côte à côte avec des typhiques, elle se mit à présenter tout à coup une fièvre à oscillations ascendantes, une agitation extrême, des insomnies, de la céphalalgie, de l'anorexie, une diarrhée abondante ; mon maître se crut autorisé à admettre un cas de contagion intérieure, et institua à son égard le traitement qu'il considère comme étant de règle en pareil cas, la médication balnéaire de Brand. Si habitués que nous fussions à constater chaque jour les merveilleux résultats de cette méthode, nous ne pûmes nous empêcher d'être étonnés en voyant la fièvre céder à quelques bains, et l'état de la malade redevenir très rapidement satisfaisant Le diagnostic de la complication à laquelle nous venions d'assister fut donc réservé. C'était avec raison. Un mois après, puis à plusieurs reprises, au bout d'un intervalle de temps sensiblement égal, les mêmes phénomènes se reproduisirent, présentant la même évolution. En cherchant dans les auteurs des cas analogues à celui qu'il nous avait été donné d'observer, je constatai que si plusieurs avaient signalé des cas de fièvre en apparence essentielle dans le goître exophthalmique, bien peu avaient eu le courage d'en faire une étude thermométrique suffisamment longue pour se rendre compte du type affecté par eux. Nulle part, je n'ai trouvé décrites ses diverses variétés, ses diverses terminaisons. Encouragé par mon maître, j'ai depuis lors pris ou fait prendre par mes collègues le tracé thermique de tous les malades atteints de cette névrose qu'il m'a été possible de suivre de près ou de loin

C'est le résultat de ces observations poursuivies pendant deux années d'internat, que je viens soumettre à mes juges. Je ne me dissimule nullement les imperfections de mon travail. Qu'ils veuillent bien, toutefois,

apporter dans l'appréciation de ces quelques pages, le
moins de sévérité possible en songeant que, d'une
part, les malades atteints de goître exophthalmique se
rencontrent assez rarement dans les hôpitaux, et, en
raison même de leur maladie, se soumettent difficilement à de longues observations thermométriques,
et que, d'autre part, des circonstances imprévues m'ont
obligé de hâter la rédaction de ce mémoire, auquel je
comptais réserver mes derniers mois d'internat.

Cette thèse a été divisée en quatre chapitres.

Le premier est consacré à l'historique de la question.

Dans le second se trouvent exposées les principales
modalités cliniques de la fièvre spéciale à la névrose
thyro exophthalmique.

Dans le troisième a été ébauché un examen compa-
ratif de la fièvre du goître exophthalmique et de la
fièvre qu'on rencontre dans les autres névroses.

Le dernier, qui cherche à établir les liens qui, en
dehors de la fièvre, unissent les principales angéio-
névroses, est dû tout entier à la plume de M. le professeur Renaut qui a fait à notre thèse l'honneur d'y
consigner ses idées sur la physiologie pathologique et
les parentés morbides du goître exophthalmique.

Que le dernier mot de ces quelques lignes d'intro-
duction soit un merci pour lui. Je le dois à ce maître
cher et vénéré, qui ne m'a ménagé ni ses conseils ni
sa sollicitude, soit dans son service d'hôpital soit dans
son laboratoire de la Faculté, et qui, pour clore tous

ses témoignages de bienveillance, a accepté la présidence de cette thèse. Je serais coupable si je n'adressais pas aussi mes remercîments, d'une part à MM. les professeurs Bondet, Joseph Teissier, Perroud et à MM. H. Mollière, Faivre et Perret, médecins des hôpitaux, qui ont généreusement mis à ma disposition leurs observations et leurs malades, et, d'autre part, à mes amis et collègues d'internat, MM. Françon, Désir de Fortunet, Beaupère, Mollard, Audry, Chabannes, Guilleret, Pic, Berthet, Lacroix et Converset, auxquels est due certainement la meilleure part de ce travail. Je ne saurais oublier dans cette énumération un ami regretté, M. Stéphane Rouchon qui, dans cette œuvre, fut mon collaborateur de la première heure, et que la mort a malheureusement empêché d'être le collaborateur de la dernière.

CHAPITRE PREMIER

Historique.

Parmi les symptômes secondaires que l'on peut rencontrer dans le goître exophthalmique, la fièvre est un de ceux qui ont passé le plus souvent inaperçu aux auteurs qui ont rapporté des observations de cette affection.

Dans tous les faits publiés antérieurement à la description que Basedow et Graves ont donné à peu près en même temps de cette maladie, on ne trouve qu'une seule observation où l'on ait signalé l'hyperthermie : elle est due à Pouli de Hanau, qui la publia en 1837, dans les *annales médicales* de Heidelberg.

Ce premier fait de fièvre dans le goître exophthalmique ne fut pas méconnu de Basedow, qui le cita dans son mémoire paru en 1840, dans le *Casper's Wochenshrift*. On trouve dans ce travail deux nouvelles observations où il est fait mention de fièvre. Dans l'une d'elles « le malade garda une telle chaleur du sang, qu'il s'exposait volontiers à la pluie et au vent, et se lavait tout le corps à l'eau froide. »

Graves, dans le tableau qu'il trace de la maladie dans ses cliniques ne fait allusion ni à la fièvre, ni à aucune sensation de température. Ces phénomènes avaient également échappé à Stokes, pour qui le goître exophthalmique « ne s'accompagne pas de fièvre. »

Dans les observations qui furent publiées à la suite de ses premiers travaux, on ne trouve nulle part signalés de symptômes fébriles.

Il faut venir jusqu'à la thèse de Datin, pour rencontrer de nouvelles observations, dans lesquelles on ait noté une élévation de température. Charcot, dans un mémoire présenté en 1856 à la Société de biologie, cite deux faits empruntés à Hirsch et à Prael où la fièvre avait été constatée. Mais le savant professeur de la Salpêtrière n'admettait pas que cette fièvre dépendît du goître exophthalmique, et cette opinion, il la soutient encore actuellement. On peut en effet, lire dans la *Gazette des hôpitaux*, en 1885, les lignes suivantes : « La peau est colorée, la transpiration est facile et abondante, mais, fait capital, avec toutes ces apparences d'un état fébrile, il n'y a pas, dans la règle du moins, la moindre élévation de température. »

Après le mémoire de Charcot, paraissait un travail de Gros, dans lequel il rapportait une observation de goître exophthalmique, où le malade présente de la fièvre, des vomissements et de la diarrhée. Ces symptômes cédèrent du reste très facilement devant un traitement hydrothérapique. Etait-ce là une hyperthermie en rapport avec l'affection première, ou bien ne faut-il voir dans ces phénomènes que la simple coïncidence d'un embarras gastrique ? Il est difficile de le dire. Dans un second mémoire, publié en 1862, Gros ne fait aucune mention de fièvre.

Jusqu'ici quelques auteurs avaient observé des symptômes fébriles survenus au cours de la maladie de Basedow : mais c'était presque sans y prendre garde. Dans son mémoire de 1862, le professeur B. Teissier le premier insista sur la valeur diagnostique de ces phénomènes, et chercha à en saisir l'explication.

« Cette crainte de la chaleur, dit-il, tient-elle à une véri-
« table augmentation de la température du sang, ou est-elle
« simplement le résultat d'une perturbation de la sensibilité.
« Je suis disposé à croire qu'elle résulte d'une véritable
« élévation de température, qui s'explique naturellement
« par l'accélération du pouls. Dans trois cas que j'ai observés,
« le thermomètre dans l'aisselle marquait 37°, or, il ne
« monte pas à l'état normal, à plus de 35 ou 36°. Ce symp-
« tôme peut servir de criterium, car on ne le trouve pas
« dans les goîtres ordinaires qui sont liés au lymphatisme
« et à la chloro-anémie, et dans lesquels se rencontre
« plutôt une diminution qu'une augmentation de caloricité. »

En 1863, Turgis dans sa thèse écrivait : « La crainte de la chaleur signalée par Teissier, ne paraît pas avoir le caractère général qu'il lui assigne : néanmoins ce symptôme a une certaine importance, il serait un des caractères secondaires les plus certains de la maladie. »

Trousseau qui, dans son fameux mémoire présenté à l'Académie de Médecine en 1862 sur le goître exophthalmique, ne parlait ni de fièvre, ni de sensation de chaleur, accepte dans les éditions ultérieures de ses cliniques les faits publiés par M. le professeur Teissier, et parmi les observations relatées dans celles-ci on peut en voir plusieurs qui s'accompagnaient d'un état fébrile.

Mais, à l'instar de Charcot, la plupart des auteurs qui

suivirent se refusèrent à reconnaître la valeur du signe de Teissier et Meyjouissas du Repaire, en 1867, s'en fait l'écho dans sa thèse inaugurale. « Dans le goître exophthalmique, dit-il, la fièvre manque. »

Par contre, nous voyons en Allemagne Paul, et en France Delmas publier de nouvelles observations de goître exophthalmique avec fièvre. C'est à la même époque que parut un fait fort bien étudié par M. Daniel Mollière. Il s'agissait d'un jeune homme de 33 ans, qui présentait nettement la triade symptomatique de la maladie de Graves Chez ce malade, la température fut prise très exactement. soit dans le rectum, soit dans divers points du corps : et la lecture des différentes courbes thermiques démontrait une élévation de la température, soit générale, soit locale.

Puis en 1869, Cheadle publie dans le *Saint-Georges-Hôpital-Reports* plusieurs observations de goître exophthalmique avec élévation de température, et reconnaît la valeur diagnostique de ce symptôme. « Peut-être aussi, dit-il, l'élévation de la température peut-elle fournir un secours complémentaire pour le diagnostic. Dans l'anémie simple, j'ai trouvé la température au-dessous de la normale dans quelques cas où je l'ai recherchée et le pouls plus faible, moins brusque et moins bondissant. Elle ne peut donc être regardée comme l'unique cause de la maladie, comme l'ont soutenu Begbie et d'autres. »

C'était désormais un fait acquis pour beaucoup que le goître exophtalmique pouvait s'accompagner d'un état fébrile. Au nombre de ceux-ci se trouve Friedreich qui, dans son traité des maladies du cœur, affirme l'existence de ce symptôme de la façon suivante : « Dans la plupart des cas, une

élévation fébrile de la température paraît faire défaut ;
cependant j'ai relevé, dans un cas très caractérisé et très
avancé, une élévation puissante de la température, et dans
le fait mentionné plus haut, dans lequel l'affection débuta
par des frissons et autres phénomènes fébriles, on observa
dès le premier jour, à côté d'une excitation cardiaque
énorme, une température fébrile qui s'éleva jusqu'à 32° R. »

Ball, après avoir rapporté dans la *Gazette des Hôpitaux*
de 1873 une observation de goitre exophthalmique avec
fièvre, cherche à s'expliquer la pathogénie de ce symptôme.
« Aux troubles vasculaires on peut rattacher cette augmentation de température, qui a été notée dans un grand nombre de cas et qui peut atteindre 38° dans l'aisselle. En même
temps, chez presque tous les malades, il existe une sensation pénible de chaleur qui les porte à rechercher le froid
et qui n'est pas toujours en rapport avec une augmentation
thermométrique de la température du corps. »

L'année suivante, Beni Barde présentait à la Société de
Médecine de Paris un mémoire sur le goitre exophthalmique et il y signalait toute l'importance des troubles de
calorification, en montrant que la sensation de chaleur
éprouvée par les malades pouvait exister seule ou bien
coexister avec une hyperthermie réelle. Et le Docteur
Gillebert d'Hercourt, chargé de faire un rapport sur ce
travail, insistait encore davantage sur le signe de Teissier.
« Cette sensation de chaleur, disait-il, se fait remarquer
dès le début de la maladie avant même que celle-ci soit
caractérisée par la triade symptomatique de Basedow. Elle
existe durant tout son cours, croissant ou décroissant avec
elle et ne cessant qu'après la guérison... Je considère depuis

longtemps la cessation de l'appétence pour le froid comme le signe le plus certain de la guérison complète de la maladie de Graves. »

Les faits constatés par les observateurs que nous venons d'énumérer furent acceptés par la plupart des auteurs classiques. Eulenburg, dans le traité de Ziemssen, nous dit : « Parmi les autres manifestations inconstantes de la maladie de Basedow, on fait ressortir l'élévation de la température qui, déjà, n'avait pas échappé aux premiers observateurs...... Dans la règle, cette élévation démontrée de la température objective n'est pas très importante, mais d'après des recherches minutieuses et fréquemment répétées, elle paraît manquer très rarement. »

Walshe, dans son livre sur les maladies du cœur, exprime la même opinion : « Il n'y a pas de fièvre réelle, mais il est pourtant perçu une sensation de chaleur subjective et diffuse qui peut être unie à une transpiration facile ou visqueuse : c'est là un fait assimilable aux vapeurs des femmes arrivées à la ménopause. La température subjective, comme Cheadle l'a montré le premier, dépasse quelque peu la normale... elle se produit des deux côtés aussi bien sur le visage que dans l'aisselle. »

Guéneau de Mussy admet aussi la fréquence des troubles de calorification. « Il y a parfois dans cette affection des bouffées fébriles et peut-être même des élévations locales de la température », et le savant clinicien ajoute qu'on y trouve en outre chez certains malades la thermophobie, c'est-à-dire la crainte de la chaleur extérieure.

Peter a eu l'occasion de vérifier à différentes reprises l'existence d'un état fébrile : et dans deux cas, le diagnostic

avail été hésitant entre la fièvre typhoïde et la phthisie aiguë ;
aussi ce phénomène de fièvre ne fait pas de doute pour lui :
« Cette excitabilité nerveuse générale, cette plus grande
fréquence du pouls avec exagération de la chaleur périphérique donnent bien l'idée d'un état de fièvre. »

Dieulafoy, Laveran et Teissier ne font aucune difficulté
d'admettre que dans le goître exophthalmique « il y a un
accroissement de température réel et appréciable qui atteint
parfois un degré de plus que la température normale »

Pour Grasset : « Le plus souvent ces sensations de froid
ou de chaleur répondent à l'état, non de la température
centrale, mais de la température périphérique .... Il est
probable que, dans le goître exophthalmique, au moment
des paroxysmes, la température périphérique est augmentée
par rapport à la température centrale. »

Jaccoud semble beaucoup moins convaincu. « Il est rare
que la température appréciée par le thermomètre soit au-
dessus de la normale, les faits de Paul, Friedreich, Eulenburg, Guttmann sont les seules exceptions positives que je
connaisse.»

De nos jours, il reste encore cependant des dissidents qui
nient l'existence d'une fièvre propre au goître exophthalmique. Marie, dans sa thèse, adopte les idées de son maître
Charcot, et conteste l'existence de cette fièvre. « On observe
assez souvent une sensation de chaleur purement subjective, survenant surtout dans la première heure qui suit le
coucher, mais jamais nous n'avons constaté avec le thermomètre d'augmentation très notable de la température. »

C'est la même opinion que nous trouvons soutenue par
Gros dans sa thèse inaugurale. « Tous ces troubles joints

aux palpitations pourraient faire croire à un mouvement fébrile plus ou moins prononcé. Or, il n'en est rien, chaque fois que l'on a mesuré la température centrale, même au moment des paroxysmes, on l'a toujours trouvée normale, du moins dans toutes les observations que nous connaissons. Peut-être y a-t-il un certain degré d'élévation de la chaleur périphérique, mais il est faible en général, et le toucher ne nous donnera jamais cette sensation brûlante accusée par le malade. Pour nous, il n'existe pas plus de fièvre dans la maladie de Basedow, que dans l'hystérie.. .. La malade de notre observation IV se plaignait d'avoir des accès de fièvre fréquents débutant par des frissons ; or, au début d'un de ses accès, le thermomètre à maxima, introduit immédiatement dans le rectum, ne donna aucune élévation de température. C'était donc une fièvre purement nerveuse, la seule suivant nous qui existe dans la maladie de Basedow. »

En résumé, les avis des auteurs sont encore partagés sur l'existence de la fièvre dans le goître exophthalmique.

Cette dissidence justifie le choix de notre sujet de thèse qui démontrera, je l'espère, que cette fièvre non seulement existe, mais même présente des variétés intéressantes à connaître.

CHAPITRE II

Etude clinique de la fièvre spéciale au goître exophthalmique.

Toute fièvre, de quelque nature qu'elle soit, présente deux ordres de symptômes distincts ; les uns, tels que la sensation de chaleur, purement subjectifs, les autres, tels que l'élévation de la température, ayant une existence objective.

Les symptômes subjectifs de la fièvre ont été signalés depuis longtemps dans le goître exophthalmique. Déjà Basedow avait observé chez un de ses malades une sensation interne de torréfaction telle qu'il s'exposait volontiers à la pluie et au vent et se lavait tout le corps à l'eau froide. Mais la valeur de ce symptôme n'a été réellement connue qu'à la suite du mémoire publié en 1862 par M. le professeur B. Teissier, dont le nom mérite d'être rattaché à ce signe tout comme on a rattaché celui de de Græffe à la dissociation des mouvements de la paupière supérieure et du globe oculaire. Plus tard, Guéneau de Mussy, avec un peu trop de subtilité peut-être, a essayé de distinguer de cette perception d'une combustion intérieure la crainte même de la chaleur qu'il a appelé la thermophobie.

A côté de ces symptômes purement subjectifs, on rencontre dans la névrose thyro-exophthalmique des symptômes de fièvre réellement objectifs.

Si on admettait dans toute sa rigueur le fameux aphorisme de Boerhaave. « *Quidquid de febre novit medicus id vero omne velocitate pulsum sola cognoscitur* », il faudrait considérer tout malade atteint du complexus de Basedow comme étant un fébricitant, car la tachycardie est un des symptômes cardinaux de cette affection, et peut même, dans des cas frustes, en constituer le seul signe physique appréciable. Mais il serait tout aussi juste de confondre la partie avec le tout que l'accélération du pouls avec la fièvre.

L'erreur serait moins grossière si le malade présentait en même temps des couleurs animées au visage, de la chaleur à la main, de la moiteur de la peau, une pseudo-éruption scarlatiniforme, tous symptômes que peuvent engendrer les troubles vaso-moteurs si fréquents en pareils cas. D'ailleurs, cette erreur n'est pas purement hypothétique : les annales des Concours du Bureau Central, au dire de Trousseau, sont là pour le prouver.

Mais ces symptômes nous donnent l'image de la fièvre, ils ne la dénotent pas réellement. Avant tout, comme l'a dit Gallien, la fièvre se traduit par un excès de chaleur : « *Febris est immodice auctus calor.* » Il appartient donc au thermomètre seul de démontrer si oui ou non il existe des états pyrétiques liés au goître exophthalmique En m'appuyant sur les quelques observations déjà publiées par les auteurs et surtout sur les documents personnels que j'ai rejetés à la fin de ma thèse, je suis arrivé à admettre sans conteste l'existence de cette fièvre à laquelle je reconnais les causes, les formes, la marche, le pronostic et les indications thérapeutiques que je m'en vais rapidement énumérer.

Cette fièvre naît d'ordinaire brusquement : pour la faire éclater, il suffit d'une influence quelquefois latente, le plus souvent insignifiante. Qu'une contrariété, une émotion, un chagrin, un accès de colère trouble l'état psychique du malade, c'est assez pour déterminer chez lui une élévation de température. Le réflexe, au lieu de partir du cerveau, pourra avoir son point de départ dans les organes génitaux. Dans l'observation I de ma thèse, observation que j'ai poursuivie deux années durant le thermomètre à la main, se montre d'une façon indiscutable le rôle que joue la menstruation dans la production de cette fièvre. Pendant les premiers mois de son séjour à Sainte-Blandine, Joséphine A resta aménorrhéique; et, chose curieuse à quatre reprises différentes, présenta sensiblement, au moment de ses règles, une poussée fébrile plus ou moins intense Quand le flux menstruel eut reparu, les nouvelles poussées de fièvre, d'ailleurs beaucoup moins solennelles, coïncidèrent presque toujours avec le début, le cours ou la fin des règles. Dans d'autres cas, l'élévation thermométrique mérite moins l'épithète d'essentielle et se rattache à quelque dérangement peu ou point important d'un appareil organique. Toutefois, il est intéressant de noter qu'ici même la marche du thermomètre est souvent sans rapport avec l'évolution de la cause qui a allumé la fièvre Que celle-ci soit, par exemple, une angine aussi bénigne que possible, la fièvre pourra cependant affecter les allures qu'elle prend uniquement dans les maladies de l'ordre par exemple de la pneumonie franche. Il est enfin une dernière série de cas (et ce ne sont pas les moins nombreux) dans lesquels il est impossible d'assigner aucune raison admissible à la perturbation de l'équilibre thermique du patient.

Quel que soit le *primum movens*, la fièvre propre au goître exophthalmique présente presque toujours certains caractères majeurs.

Le premier consiste dans son instabilité. Si pour éclater il a suffi à la fièvre de peu, j'allais dire de rien, il faut aussi fort peu pour amener dans son évolution des rémittences plus ou moins complètes, ou même une chute totale. C'est en un mot pour la plupart des cas plutôt une fièvre à poussées qu'une fièvre continue. Cette règle d'ailleurs, comme toutes celles qu'on admet en médecine, souffre bien quelques exceptions.

Un second caractère important de cette fièvre est fourni par la dissociation des symptômes qui constituent d'ordinaire le complexus fébrile. Dans certains cas, on peut retrouver ce syndrôme presque en entier ; le patient a la face animée, les yeux brillants, la langue saburrale, son corps lui paraît brûlant, il est inondé de sueurs, le pouls est rapide, la respiration haletante, il n'a plus d'appétit, plus de sommeil, la céphalalgie, l'agitation, parfois le délire entrent en scène, les urines sont surchargées de matières extractives parfois même d'urée. Mais c'est là un tableau dont il manque presque toujours plusieurs parties. Comme Ball l'avait en particulier remarqué, la sensation de chaleur n'est nullement en rapport avec le degré de température ; elle peut être relativement modérée dans l'acmé de la fièvre, ou au contraire être excessive lorsque le thermomètre indique un état thermique normal. Il en est absolument de même des sueurs qui sont loin de se rattacher toujours à une fièvre objective. Le pouls qui est toujours accéléré chez les malades atteints de la névrose de Basedow ne modifie souvent que fort peu son allure dans le cas d'élévation de la température. Si celle-ci n'est pas trop considérable on peut n'observer aucun trouble des fonctions cérébrales, respiratoires, digestives. Dans divers cas, l'appétit se conserve, le rythme respiratoire ne se modifie pas, le malade ne se plaint aucunement de céphalalgie, d'insomnie, de courbature.

Un fait que nous nous expliquons assez mal et qui appelle évidemment d'autres recherches, les déchets urinaires peuvent, comme nous l'avons constaté dans notre observation I, n'être pas augmentés ou même subir une diminution plus ou moins considérable.

Ces deux caractères se retrouvent dans presque tous les types de mouvements fébriles que nous allons distinguer en tenant compte surtout de l'élévation et de la marche de la température d'une part, et d'autre part du moment de la maladie auquel ils se produisent.

Suivant que l'élévation thermométrique est faible ou considérable, il s'agit d'une *fébricule* ou d'une *fièvre*.

Si elle est brusque et passagère, elle peut être désignée sous le nom de *poussée fébriculaire ou fébrile*; si au contraire elle est persistante, elle mérite plutôt le nom *d'état fébriculaire ou fébrile*.

Suivant sa durée, la poussée fébrile sera dite *éphémère*, *synoque* ou *prolongée*. Dans ce dernier cas elle revêt le type *pseudo typhoïde*, le type *rémittent* ou bien le type *intermittent* avec élévations de température rapprochées ou éloignées.

Nous désignerons sous le nom de *fièvre inaugurale*, la poussée qui accompagne le début de l'affection, sous celui d'*épisodique* celle qui se produit dans son cours, et sous celui de *clôturale* celle qui se termine par la mort du malade.

L'état fébriculaire se rencontre dans un grand nombre de cas. Il est signalé dans toutes nos observations person-nelles que nous avons pu suivre pendant un temps assez long. Que l'on veuille bien se reporter aux observations réunies à la fin de notre thèse dans le chapitre des pièces justificatives Dans tous les cas on peut voir, à certains moments de la maladie et en particulier au début du séjour de nos patientes à l'hôpital, la température osciller assez régulièrement entre 37°5 et 38°5 en moyenne. En règle générale, le degré le plus élevé de la température coïncide avec la période vespérale de la journée. La loi toutefois n'est pas constante et le type inverse peut se rencontrer acciden-tellement. Pendant que cet état fébriculaire subsiste, on n'observe pas de troubles fonctionnels des organes bien marqués. Il y a pourtant lieu de noter durant ces périodes que l'amaigrissement souvent est considérable, augmentant de plus en plus et que des œdèmes plus ou moins étendus se produisent surtout dans les parties déclives. Ces deux symptômes traduisent la perturbation profonde qui atteint les vaso moteurs, l'état du sang et la nutrition en général.

Le hasard n'a pas voulu nous fournir l'occasion de relever le tracé d'un état fébrile proprement dit. Dans les obser-vations des auteurs qui sont jointes aux nôtres se trouvent cependant des cas qui paraissent bien répondre à la définition de ce que nous avons appelé état fébrile.

Friedreich nous fournit un exemple superbe de fièvre inaugurale avec tracé à l'appui.

«Après un frisson violent, dit-il, apparurent une sensation extrême de chaleur, des sueurs profuses, de la céphalalgie, des vertiges, de la dyspnée, des palpitations cardiaques très intenses, un gonflement notable de la thyroïde. » L'examen minutieux des organes ne permit pas d'expliquer par une congestion ou une phlegmasie cette poussée fébrile subite. La température s'abaissa rapidement et la diminution de la fièvre s'accompagna de la disparition des symptômes se rattachant à l'élévation thermique, mais laissa après elle des signes non douteux de la maladie de Basedow.

Ce n'est pas là un cas unique; dans maintes observations on trouve relaté ce début solennel par de la fièvre ; nous en avons rapporté quelques cas dans nos pièces justificatives. Mais on comprend combien il est difficile de recueillir le tracé thermométrique en pareil cas, le malade n'entrant le plus souvent à l'hôpital que bien longtemps après le début de son affection.

La fièvre clôturale éclate assez brusquement ainsi qu'en témoignent nos quelques observations. Elle s'accompagne d'abord d'agitation et de délire pouvant nécessiter l'emploi de la camisole de force comme dans le cas de Pauline P. (Observation VII Les rythmes cardiaque et respiratoire sont troublés. L'anxiété et la dyspnée sont vives s'il se produit en même temps un raptus congestif vers le poumon La langue est sèche et l'anorexie s'établit. La sensation de chaleur est devenue extrême dans tous les cas que nous avons observés. La mort survient dans le coma.

Le caractère essentiel de ce type de fièvre nous paraît, nous l'avouons franchement, beaucoup plus contestable que celui des autres. Dans les deux premières observations, il est vrai, on n'a trouvé, soit avant, soit après la mort, aucun symptôme de congestion ni de phlegmasie, mais dans les deux derniers cas l'état des poumons pourrait bien expliquer l'élévation de la température. Nous ferons seulement observer que, tenant ou non sous sa dépendance l'hyperthermie, cette congestion pulmonaire subite résulte d'un trouble vaso-moteur du même ordre que celui qui, généralisé, amène la fièvre clôturale proprement dite.

Les poussées fébriculaires ou fébriles épisodiques revêtent des types bien différents.

S'agit-il d'une poussée fébriculaire ? elle surviendra le plus souvent à la suite d'un trouble psychique quelconque et pour ainsi dire naîtra et mourra avec lui sans s'accompagner d'aucun autre trouble fonctionnel appréciable.

La poussée fébrile éphémère ne diffère guère de la précédente que par la différence de température. Elle ne se révèle que par la sensation de chaleur à la main, l'élévation de la colonne thermométrique, un peu de malaise, d'agitation, de céphalalgie. Si on négligeait de prendre régulièrement la température, on pourrait ne pas s'en apercevoir. D'ailleurs, fréquemment elle survient et disparaît on ne sait pourquoi.

La fièvre épisodique synoque est un trait d'union entre la précédente et la suivante.

Quant à la fièvre épisodique prolongée, elle peut tantôt être unique, tantôt être le prélude de nouvelles poussées à échéances plus ou moins éloignées. Notre observation

fondamentale est un exemple remarquable de cette dernière
forme. Nous en avons déjà parlé à propos de l'étiologie et
nous ne ferons que rappeler ici que ces poussées parais-
saient être en rapport avec les périodes menstruelles. Chacune
d'elles effecte une allure assez analogue à la fièvre typhoïde,
à tel point que nous avons été amenés à appliquer à la
malade la méthode de Brand. Les ascensions et les descentes
de la température étaient progressives ; tant que celle-ci
n'avait pas atteint 39°, la poussée fébrile ne donnait lieu
qu'à un peu d'agitation ; le degré franchi, alors parais-
saient de la courbature, de la céphalée, des insomnies,
un état saburral de la langue, de l'anorexie. Nous
nous sommes déjà expliqués sur l'état, en pareil cas,
du pouls, de la sensation de la chaleur, des sueurs.
Avec ces poussées ont coïncidé parfois une diarrhée parais-
sant et finissant brusquement, une fois de l'albuminurie :
ces phénomènes survenant après l'élévation de température
étaient dans l'espèce plutôt contemporains que causes de
celle-ci. Lorsque ces poussées fébriles eurent disparu, pendant longtemps, et ces derniers temps encore, la malade a
présenté des poussées épisodiques éphémères ou synoques
en rapport fréquemment avec le flux menstruel, souvenirs,
en quelque sorte, des poussées anciennes beaucoup plus
importantes.

A côté de ce type typhoïde, nous avons parlé d'un type
rémittent. Déjà dans l'observation dont il vient d'être question, les dernières poussées fébriles épisodiques revélaient
plutôt cette forme que la forme typhoïde. L'observation de
Merklen est un bel exemple de ce même type de fièvre. Ce
type diffère du précédent, surtout en ce que la température,

après s'être élevée, au lieu de se maintenir à un niveau assez élevé, redescend à intervalles inégaux à un degré plus ou moins rapproché de la normale.

La nature de ces diverses sortes de fièvre en général est facile à diagnostiquer. Le goître exophthalmique présente bien, il est vrai, des cas frustes dans lesquels la maladie ne se révèle que par un ou deux symptômes cardinaux. Mais même dans ces cas il suffira d'un peu d'attention pour s'assurer que les accidents fébriles observés ne sont que des manifestations appartenant en propre à la névrose thyro-exophthalmique.

Peter, cependant, insiste beaucoup dans ses cliniques sur les erreurs possibles en pareil cas. Il a vu des faits dans lesquels on se crut à tort en présence d'une phtisie aiguë. Le masque de cette affection peut en effet s'observer dans le goître exophthalmique. N'est-il pas complet chez cette femme aux chairs flasques et amaigries, au teint pâli, aux extrémités envahies par un peu d'œdème, chez laquelle la température est élevée, le pouls rapide, la respiration gênée au point de rendre la position assise nécessaire, qui a perdu l'appétit et présente une diarrhée incoercible, enfin qui, pour comble d'illusion, peut présenter des phénomènes de congestion du côté des poumons? L'erreur sera impossible à éviter si l'on ne porte pas son attention sur l'état des yeux, du corps thyroïde, du cœur, des artères, si l'on ne tient compte ni du nervosisme de la malade, ni de la marche particulière de l'affection.

La fièvre typhoïde aussi est simulée quelquefois admirablement par les états pyrétiques de la névrose de Basedow. Peter en rapporte deux cas dans lesquels l'erreur fut commise par des cliniciens de premier rang. Rappelons aussi l'erreur dont nous nous sommes déjà accusés antérieurement. Que chez une patiente quelconque, atteinte d'une affection chronique, on voit la température s'élever progressivement, atteindre 39 à 40°, rester à ce niveau avec quelques oscillations à maxima vespéraux pendant plusieurs jours, quelquefois plusieurs semaines, puis enfin redescendre à la normale sous forme de lysis ; que cette malade se plaigne d'une céphalée intense, d'insomnies, de vertiges, de bourdonnements d'oreilles ; que chez elle du subdélirium s'établisse ; si cet état se complique d'anorexie, de diarrhée, d'un peu de bronchite ; en pareil cas, qui ne pensera de prime abord à la dothiénentérie ?

Pour éviter cette erreur, il faut ne pas tenir compte seulement de l'état général antérieur et actuel de la malade ; qu'on examine le cas de près : on remarquera que la courbe thermique présente des modifications brusques, rares dans la courbe des typhiques, et que le pouls a une allure trop accélérée ; la diarrhée paraîtra trop profuse et trop séreuse et sera reconnue comme étant de nature fluxionnaire ; la mobilité de la poussée du côté des bronches augmentera les soupçons ; enfin, les symptômes nerveux et généraux seront facilement expliqués par l'hyperthermie.

L'irrégularité de la courbe thermométrique dans les cas de fièvre exophthalmique à type intermittent empêchera toujours de songer à une fièvre paludéenne.

L'état fébriculaire du goître exophthalmique ressemble à s'y méprendre, à celui que MM. Mollière et Leclerc ont décrit dans la chlorose. Cependant, sans parler de la différence des symptômes physiques qu'elles présentent, l'examen du sang suffit pour fixer le diagnostic. Dans sa thèse inaugurale, M. Leclerc avait déjà constaté deux cas de goitre exophthalmique sans modification de la valeur globulaire du sang ; à notre demande, il a répété les mêmes recherches dans un nouveau cas qui lui a donné les mêmes résultats négatifs.

L'état fébriculaire de la maladie qui nous occupe pourrait être aussi attribué à la phthisie subaiguë ou chronique d'autant plus que la tuberculose pulmonaire termine fréquemment la névrose de Basedow. L'examen répété des organes thoraciques suffira, comme dans les cas que nous avons suivis, pour éliminer l'hypothèse d'une complication pulmonaire.

L'apparition de la fébricule et *à fortiori* de la fièvre, au cours du goitre exophthalmique, est en général d'un pronostic fâcheux. Ces états fébriculaire et fébrile s'accompagnent d'une dénutrition rapide, qui, si elle persiste un certain temps, aboutit forcément à la cachexie et à la mort. Les poussées fébriles prolongées se sont toujours montrées dans des cas intenses et rebelles et peuvent être, comme pour Pauline P., avant-coureurs d'une poussée clôturale. Il est inutile d'insister sur la gravité de l'état d'une malade chez laquelle se montrent les symptômes de ce dernier type de fièvre.

Nous serons brefs sur le traitement de cette complication du goitre exophthalmique. Les sédatifs de l'appareil cardiovasculaire, le bromure de potassium, le bromhydrate de quinine, l'antipyrine n'ont pas donné de bons résultats. L'hydrothérapie seule mérite d'être conseillée. Joséphine A., après avoir subi le traitement hydrothérapique pendant une poussée fébrile, a réclamé plus tard le même traitement

dans des circonstances analogues Peter, l'adversaire déclaré
de la méthode de Brand dans la fièvre typhoïde, conseille
par contre l'emploi de l'eau froide dans la fièvre exophthal·
mique.

A côté de nos recherches sur la température générale
des malades présentant le syndrôme de Basedow, j'en avais
commencé d'autres relatives à leur température périphérique.
Déjà, mon maître le Dr Mollière avait fait il y a longtemps
pareille tentative, et publié dans la *Gazette Médicale de Lyon*,
une observation fort intéressante à ce point de vue.
M. Féréol, ultérieurement, a relaté une observation analogue.
Elles ont été placées toutes deux à la fin de cette thèse
parmi les pièces justificatives. Quant à mes propres
recherches je me dispense de les rapporter, d'une part, à
cause de leurs résultats contradictoires et, d'autre part, à
cause de l'incertitude commune à toutes les investigations
de ce genre. M. le professeur Lépine, dans les cliniques
qu'il a faites en 1886 sur la fièvre et les antithermiques,
a insisté en effet, avec juste raison, sur l'insuffisance des
procédés employés encore actuellement en clinique pour
mesurer les températures périphériques.

CHAPITRE III

Étude comparative de la fièvre dans diverses névroses.

Les symptômes fébriles de l'hystérie ont depuis longtemps fixé l'attention des cliniciens; cette étude a été successivement reprise par Briquet, Bouchut, Gagey, Briand, Pinard, Debove, Barié, etc. Quant à la marche de la température dans les autres névroses, la chorée, la paralysie agitante et l'épilepsie, elle a été bien rarement notée. Ces différents états, disent les auteurs, sont apyrétiques. Et tout s'arrête à cette assertion. Un mot seulement sur chacune de ces affections.

La fièvre nerveuse des anciens ne nous arrêtera pas, car elle fut appliquée sans distinction à toutes sortes d'états fébriles; aussi reçut-elle les dénominations les plus diverses: fièvre asthénique, fièvre de faiblesse, fièvre ataxique, fièvre nerveuse convulsive, fièvre putride nerveuse, fièvre nerveuse rémittente, etc. — L'idée d'une élévation thermique sous l'influence seule du système nerveux existait, mais sans aucune notion un peu précise.

I — Epilepsie

C'est à peine si je rappellerai les élévations thermiques qu'on a signalées dans cette névrose. Les recherches de Bourneville sont trop connues pour que je les résume ici. Elles ont été récemment contrôlées par M. le docteur Lemoine, professeur agrégé de la Faculté de Lille Quant à celles que j'ai tentées pendant mon internat dans le service de M. le docteur Carrier, elles ne m'ont conduit à aucune notion nouvelle et ne méritent pas examen

II. — Hystérie.

Admise par Baillou, Rivière, Morgagni, Tissot, la fièvre hystérique fut niée par Broussais et son école, qui la rattachèrent à diverses affections inflammatoires.

Sandras reprend l'étude de cette question, et décrit la fièvre nerveuse essentielle : « elle existe dit-il, par elle-même comme espèce, comme essence. Elle est tout entière comprise dans le domaine des affections nerveuses. »

Graves et Wunderlich, après lui, en signalent des exemples. Ce dernier surtout, s'exprime aussi nettement que possible: « Dans les névroses hystériques, on peut observer, à côté des autres phénomènes, des élévations de la température qui peuvent atteindre des hauteurs excessives et sans aucun motif apparent. »

Beau, par l'examen attentif des faits, admet une fausse fièvre typhoïde d'origine nerveuse.

Mais il faut arriver à Briquet, pour trouver une étude

approfondie du symptôme, et le premier il lui appliqua le nom de fièvre hystérique : « Dès que l'observation, dit-il, eut remplacé les idées spéculatives, il a été facile de constater chez les hystériques un état fébrile, qui ne résultait pas seulement de l'existence de phlegmasies utérines, mais même de celles d'une altération matérielle des organes appréciables à nos sens » Il admet trois types de fièvre hystérique.

— Dans un premier ordre, il range les hystériques qui présentent pendant des mois une accélération du pouls sans autre phénomène fébrile.

— Dans un second il fait rentrer celles qui non seulement ont de la fréquence du pouls, mais encore de la chaleur de la peau.

Enfin, le troisième ordre d'hystériques présente en plus de la fréquence du pouls et de la sensation de chaleur, de la céphalalgie, de la soif, de l'anorexie et du brisement des membres. « Cet état fébrile, ajoute-t-il, peut être porté à un haut degré et ce qui le caractérise et le distingue d'une simple fièvre inflammatoire, c'est sa durée de 3 à 6 mois. »

Bernutz décrit la même forme que Briquet.

Bouchut enlève la fièvre à l'hystérie, pour la donner au nervosisme ; mais c'est là une question plutôt de mots que de faits et les cas publiés par cet auteur ont été avec juste raison rattachés à la fièvre hystérique.

Comme Bouchut, Grisolle, proteste contre la fièvre hystérique, mais ce n'est plus pour en gratifier le nervosisme, il la nie, et cependant en décrit tous les symptômes : « Leur pouls, dit-il, est souvent accéléré ; quelques-unes ont des horripilations, des sensations de froid et de chaud ; mais ce sont là des signes de perversion de la sensibilité. » N'est-il pas permis de voir là une subtilité aussi grande que celle de Bouchut.

En 1869, Gagey, dans sa thèse inaugurale, reconnaît non seulement l'existence de la fièvre hystérique, mais il en expose même les variétés. Elle peut être pour lui continue, à type typhoïde ou intermittente ; mais une chose le frappe surtout, c'est l'énorme disproportion qui existe la plupart du temps entre cet état fébrile et les phénomènes réactionnels qui l'entourent.

Six ans plus tard, Briand(Th. de Paris, 1875) admet trois formes de fièvre hystérique :

— La forme lente primitive ou secondaire, décrite par Briquet ;

. — La forme courte, d'allure typhoïde, généralement primitive, signalant le début de l'hystérie, non encore décrite ;

— La forme intermittente revêtant le type tierce.

Pinard (Th. Paris, 1883), adoptant l'opinion de Landouzy, Grisolle, Charcot, nie la fièvre hystérique essentielle et explique les faits rapportés par Gagey et Briand, soit par des erreurs de diagnostic, soit par l'existence d'affections intercurrentes.

En 1885 et 1886, Debove et Barié ont publié des cas remarquables et incontestables de fièvre hystérique. Ils ont dû successivement éliminer les diagnostics de fièvre typhoïde, d'intoxication paludéenne, de tuberculose latente. « Par exclusion, dit Debove je suis arrivé au diagnostic de fièvre hystérique, et il me paraît bien difficile d'en formuler un autre. »

M. le professeur Grasset la signale dans son ouvrage sur les maladies nerveuses.

Enfin M. Deleuil, dans une des meilleures thèses soutenues l'an dernier à Montpellier, a choisi pour sujet l'étude de la fièvre hystérique et a rapporté, lui aussi, de nouveaux exemples de cette manifestation de l'hystérie. Il distingue:

1° La fièvre hystérique à forme typhoïde ou fausse dothiénenterie de Beau;

2° La fièvre hystérique à forme périodique de Graves;

3° La fièvre hystérique à forme lente de Briquet;

4° La fièvre hystérique éphémère;

5° La fébricule hystérique de Fabre

Nous renvoyons à ce mémoire consciencieux pour l'étude détaillée de la question, nous contentant d'enprésenter ici un tableau résumé et d'ajouter aux cas rapportés déjà par les auteurs précédents une observation que M. le professeur J. Teissier a eu l'extrême obligeance de nous communiquer.

III. — CHORÉE

La fièvre hystérique, on vient de le voir, est admise par presque tous les auteurs; son existence est en quelque sorte de notion vulgaire; mais il en est tout autrement de la fièvre dans la chorée.

Cadet de Gassicourt dit que la chorée est une affection apyrétique. Il rapporte cependant l'observation d'un enfant qui mourut avec 43°, mais il rattache avec raison cette élévation thermique au rhumatisme cérébral.

Roger est tout aussi affirmatif: « La chorée, dit-il, comme la névrose, n'exerce par elle-même aucune influence sur la température, bien qu'elle s'accompagne d'une déperdition considérable de force musculaire. » Des expériences faites sur des enfants choréiques lui ont donné le maximum de 37° 5 une seule fois et le minimun de 36°; la moyenne était de 36°7.

Les autres traités des maladies de l'enfance, tels que ceux de Barthez et Sanné, Despine et Picot, etc., sont muets sur cette question.

Les cliniques de Trousseau ne font pas davantage mention d'une élévation thermique chez les choréiques.

Pour Jaccoud, la température axillaire a toujours été normale et n'a jamais dépassé 38°. Qu'on me permette de noter en passant qu'une température de 38° dans l'aisselle n'est pas du tout normale.

MM. Laveran et Teissier sont encore plus catégoriques et pensent qu'il n'existe de fièvre à aucune période de la chorée.

Enfin dans sa thèse d'agrégation de 1886, M. le docteur Lannois expose de la façon suivante son opinion sur les troubles trophiques et thermiques de la maladie de Sydenham : « Bence Jones et Kelly ont trouvé une augmentation constante de la quantité d'urée éliminée, ce qui semblerait indiquer que la combustion organique est plus active. Il n'y a pas cependant d'élévation de la température. MM. Charcot et Bouchard qui ont fait des recherches sur la température centrale dans les cas où les mouvements convulsifs étaient des plus intenses n'ont pas trouvé de déviation sensible du type normal. Ziemssen est arrivé aux mêmes résultats. Quand il y a de la fièvre c'est qu'on est en présence d'une complication. »

Pendant mon internat dans le service de M. le professeur Perroud, j'ai fait prendre ou pris moi-même la température de toutes les jeunes choréiques qui sont entrées dans la salle. Souvent mes recherches ont été négatives, mais dans quelques cas réunis à la fin de ma thèse, j'ai pu noter des élévations thermiques. Celles-ci tantôt affectaient le type fébriculaire, tantôt présentaient de grandes oscillations à maxima atteignant et dépassant 39°. Dans le cas d'Eugénie B. aucune lésion d'organes ne pouvait expliquer l'ascension du thermomètre. Dans les autres cas on a trouvé, il est vrai, des bruits de souffle cardiaque ou bien quelques râles disséminés dans les poumons. Mais en pareilles circonstances on ne rencontre le plus souvent aucune modification thermométrique. D'ailleurs, comment concilier les irrégularités de la température avec la constance d'une même lésion ? Il y a donc lieu, je crois, d'admettre l'existence d'un état fébriculaire et de poussées fébriles possibles dans la chorée.

Ce n'est pas seulement la température générale qui s'élève chez certaines choréiques; la température périphérique peut le faire en même temps. Les tableaux joints à nos observations établissent nettement cette hyperthermie périphérique qui, soit dit en passant, ne s'accompagne pas de sensation de chaleur.

IV. — Paralysie agitante.

J'ai cherché l'état de la température chez plusieurs malades atteints de paralysie agitante. Une seule fois, il m'est arrivé d'observer une élévation de température à 38°, s'étant produite sans cause appréciable.

Cet insuccès m'autorise à reproduire simplement les

lignes écrites sur ce sujet par M. Grasset dans son Traité des maladies nerveuses.

« Charcot, dit-il, a bien attiré l'attention sur une sensation habituelle de chaleur excessive qu'éprouvent les paralysés agitants... La peau est continuellement humide et se couvre d'une abondante sueur ; celle-ci se produit sous la plus futile influence... Charcot qui a très bien étudié ce signe a cherché à le mettre en rapport avec l'état de la température centrale ; il l'a trouvée toujours normale, et ses observations ont été confirmées par tous les observateurs .. Nous avons été amenés à étudier avec Apolinario la température périphérique chez une femme atteinte de paralysie agitante. En appliquant le thermomètre sur l'avant-bras avec de la ouate ou une bande, on trouve 36° 8 chez la malade atteinte de paralysie agitante et seulement 33° 6 chez diverses personnes saines. Si, du reste, le sujet sain se met à mouvoir les doigts, à contracter ses muscles de l'avant-bras, il produit une élévation thermique de 1° à 2°. Les mouvements incessants de la paralysie agitante sont donc une cause positive de chaleur qui ne suffit pas à élever la température centrale à cause des déperditions parallèles, mais qui augmente notablement la température périphérique de plus de 3 degrés et contribue ainsi puissamment à produire cette sensation de chaleur dont la physiologie pathologique était encore complètement inconnue »

V. — CHLOROSE.

La chlorose qui, par beaucoup de ses caractères, se rattache à la famille des dyscrasies, a aussi une parenté étroite avec les névroses comme l'ont admis Sydenham, Morton,

Becquerel, Trousseau, etc. Le masque de la chlorose cache presque toujours une névropathe.

Quoi qu'il en soit, la fièvre décrite par MM. H. Mollière et F Leclerc dans la chlorose présente trop d'affinités avec celles qui nous ont occupé jusqu'ici pour que je la passe sous silence.

Je ne veux pas résumer ici leurs travaux et j'aime mieux renvoyer le lecteur à l'original. Il me suffira de signaler seulement les deux formes principales de fièvre qu'on rencontre dans la chlorose : l'un revêt le type d'une fébricule continue avec de légères oscillations n'atteignant pas en général un degré ; le deuxième, celui d'une fébricule avec exacerbations. Quant à la raison de cette fièvre M. Leclerc la trouve dans l'instabilité de l'équilibre thermique des chlorotiques qu'il compare à celle des enfants.

Des névroses que nous venons de passer en revue on peut distraire tout de suite la paralysie agitante, maladie à marche progressive et fatale portant le cachet d'une affection organique des centres nerveux plutôt que d'une névrose. Sans doute, on retrouve dans la maladie de Parkinson comme dans celle de Basedow de l'hyperthermesthésie, mais celle-ci même est constante dans la première et très irrégulière dans la seconde.

L'épilepsie appartient évidemment à la famille des névroses, mais elle garde au sein de celle-ci une physionomie à part qu'elle doit aux périodes intercalaires des crises, périodes pendant lesquelles l'individu paraît jouir d'une santé parfaite. Les élévations thermiques qu'on rencontre dans son cours ont peu de rapports avec celles du goitre exophthalmique et ne doivent pas nous retenir.

L'hystérie, par contre, offre au point de vue de ses manifestations pyrétiques des ressemblances étranges avec la maladie de Basedow. Prenons un à un les types admis par M. Delcuil et ceux que nous avons observés dans cette dernière affection. La fébricule hystérique de Fabre n'est-elle pas le pendant de notre état fébriculaire ? Sa fièvre à forme éphémère correspond à notre poussée fébriculaire. Les malades atteints de la fausse dothiénentérie de Beau pourraient subir le traitement de Brand comme Joséphine A... Enfin, il n'est pas jusqu'à la fièvre intermittente des femmes nerveuses de Graves qui ne trouve sa place dans le cadre nosologique que nous avons adopté. L'élément névropathique qui fait le fond de la fièvre hystérique doit donc se retrouver dans la fièvre exophthalmique.

Il est une autre angéio-névrose dont les accidents fébriles ressemblent aussi beaucoup à ceux de la maladie de Basedow. C'est de la chlorose qu'il s'agit. Les deux affections ont tellement de points communs qu'on a voulu les assimiler, et que plus d'une fois on les trouve conjuguées chez le même malade. Sans parler ici de ces divers traits d'union, les manifestations pyrétiques se produisent dans les deux cas sous les formes d'état fébriculaire et de poussées fébriles. M. le professeur Renaut estime que dans les deux affections un élément infectieux d'essence encore inconnue doit jouer le rôle d'agent pyrogène.

Ce rapprochement de la fièvre exophthalmique, d'une part avec la fièvre hystérique, d'autre part avec la fièvre chlorotique, nous conduit donc à admettre que probablement les manifestations pyrétiques de la maladie de Graves sont sous la dépendance de deux facteurs différents et combinés, une perturbation nerveuse et un état infectieux.

Sans doute, la fièvre choréique que nous avons étudiée n'est pas sans analogie avec l'état fébriculaire des exophthalmiques. Mais, pour établir des rapports de nature entre les deux, il faudrait que le nombre des observations de fièvre choréique fut plus considérable, et que leur caractère essentiel fut plus indiscutable.

Avant de clore ce chapitre, il n'est peut-être pas hors de propos de signaler la prédominance des femmes parmi les sujets atteints de ces diverses fièvres. Il faut l'attribuer non seulement à ce que le sexe féminin a pour apanage les névropathies, mais aussi, suivant la remarque faite par M. le professeur Lépine et relevée par M. le docteur Leclerc dans sa thèse, à ce que la femme possède des centres nerveux thermiques particulièrement excitables. Il est vrai, névropathie et fièvre névropathique peuvent se rencontrer dans le sexe masculin ; mais ne pourrait-on pas accuser ces victimes du nervosisme d'appartenir un peu à ce « bon nombre d'hommes qui sont femmes » dont parlait jadis le fabuliste.

CHAPITRE IV

Explication pathogénique de la fièvre et des autres manifestations du goître exophthalmique et étude comparative de cette maladie et de quelques angéio-névroses.

Lorsqu'il s'est agi de trouver la raison pathogénique de la fièvre que nous venons de décrire, nous avouons humblement que grand a été notre embarras. Nous avons confié nos hésitations à notre cher et vénéré maître, M. le professeur Renaut, qui nous a fait l'insigne faveur de rédiger pour nous la note suivante dans laquelle d'une part il expose ses idées sur la physiologie pathologique, non-seulement du symptôme qui nous a occupé, mais de la maladie elle-même, et d'autre part il signale certains rapprochements que, sans parler des modifications thermiques, on peut établir entre le goître exophthalmique et diverses angéio-névroses.

I

Il semble aujourd'hui plus difficile que jamais de tenter un essai de pathogénie de la maladie de Basedow. Ses formes frustes, que l'on sait maintenant être très fréquentes, aussi fréquentes même que les formes types, ne permettent plus de la rattacher exclusivement à l'un des termes de sa triade de symptômes majeurs classiques, pris pour point de départ du syndrôme entier. Ce n'est pas plus le goitre que l'exorbitisme, et ce n'est pas davantage la lésion fonctionnelle du cœur qui, pris séparément, suscitent le complexus morbide considéré dans son ensemble. Le tremblement, l'émotion, certaines formes de la maladie dans lesquelles apparaissent au premier plan des troubles psychiques, indiquent de plus en plus que, dans le goitre exophthalmique, les lésions fonctionnelles du système nerveux central tiennent une large place. Mais quelles sont au fond et la localisation exacte, et la cause première de ces troubles nerveux si remarquables ? C'est ce qu'on ignore aujourd'hui encore, croyons-nous, d'une façon absolue.

L'étude du goitre exophthalmique, poussée très loin dans le sens de l'analyse clinique, devra être sous peu reprise au point de vue pathogénique. Il en est de même de bien d'autres complexus morbides : la leucémie, la chlorose, par exemple, qui ne sont probablement que des syndrômes suscités par une cause morbigène première qui nous échappe. Je suis persuadé que la la *spécificité morbide*, qui aujourd'hui sépare nettement des purs troubles de la nutrition la majorité des maladies, et qui, en somme, se réduit à la notion d'un organisme inférieur introduit dans le nôtre pour y devenir pathogène, — je suis persuadé, dis-je, que cette notion de spécificité ne tardera pas à s'imposer pour toute maladie suscitant *la fièvre* habituelle ou fréquemment reproduite au cours du mal.

En particulier pour la chlorose, le fait de l'existence de la fièvre habituelle, satellite de ce mal, mis en lumière par les recherches de mon élève Leclerc et de mon savant collègue H. Mollière, doit faire soupçonner la nature infectieuse de la maladie de Varandal. La démonstration d'une fièvre analogue, satellite de la maladie de Graves, sinon constant, du moins très fréquent, conduit aussi au même soupçon d'intervention, dans la pathogénie du goitre exophthalmique, d'un élément infectieux quelconque.

Le présent travail, consacré à la démonstration de ce fait clinique, acquiert de ce chef une nouvelle valeur au point de vue pathogénique. Il permet encore de former une série d'hypothèses qui, dans l'étude expérimentale ultérieure de la maladie de Basedow, me paraissent devoir tenir une large place.

L'observation de All., dans laquelle on voit s'échelonner, sur une période très longue, simplement marquée par une fébricule, des poussées de fièvre toujours semblables les unes aux autres par la forme de la courbe thermique, met en évidence un détail très intéressant. La façon dont se développaient ces épisodes fébriles, à nombre desquels j'ai assisté, suscitait si impérieusement au clinicien l'idée d'un empoisonnement passager, d'une toxémie épiphénoménale, que c'est précisément pour suivre cette fièvre périodique et trouver les raisons de sa reproduction par intervalles, que la suite des températures fut prise régulièrement alors, et révéla la fébricule reliant les périodes de fièvre plus marquée. Or, actuellement, sans vouloir remonter nécessairement à la cause première, peut-être microbienne du mal, cause que nous ne tiendrons peut-être pas de longtemps dans la main, pouvons-nous du moins nous faire une idée préalable, formuler une hypothèse qui, en tout cas, sera vérifiée ou infirmée ultérieurement, mais qui, du moins, nous permettra de nous rendre provisoirement compte de la production d'accidents fébriles à allure toxique, survenant comme des épisodes au cours et dans certains cas particuliers de la maladie ?

Je pense précisément que nous pouvons faire cette hypothèse.

Dans tous les cas de goitre exophthalmique dont j'ai pu faire l'examen anatomo-pathologique, même dans ceux *cliniquement* *frustrés* par le goitre, le corps thyroïde était altéré dans sa structure. Il l'était soit par la production de petits kystes à parois dures, ne modifiant pas pour le médecin sensiblement le volume de l'organe, soit par une série de lésions de nature inflammatoire. Il existe constamment un degré variable de *thyroïdite intersti-*

tielle, tout aussi bien dans les cas où on trouve des kystes que dans ceux où on n'en trouve pas, et que dans les goîtres durs où les cordons thyroïdiens, après la résorption des boules colloïdes normales chez l'adulte, sont revenus à un état comparable à celui existant dans le corps thyroïde du fœtus.

C'est précisément à cause de l'apparence multiple des lésions du corps thyroïde que les observateurs qui se sont succédé se sont jusqu'ici refusé d'admettre que la lésion de la thyroïde pût jouer dans le syndrôme de la maladie de Graves, un rôle autre que celui de présence dans la triade. En effet, une lésion qui n'est presque jamais identique à elle-même ne peut jouer un rôle causal déterminé dans le développement d'une maladie, — à moins que toutes les lésions disparates n'aient pour effet commun la suppression d'une même fonction, par exemple. — Or, c'est là précisément ce que j'ai vu arriver dans tous les cas que j'ai examinés.

L'inflammation chronique et interstitielle du corps thyroïde annule l'énorme système de voies lymphatiques au sein desquelles plongent les formations glandulaires de cet organe. Et il ne s'agit pas ici de l'annulation d'un département lymphatique négligeable. Je ne connais qu'un système de sacs lymphatiques qui puisse lui être comparé pour l'étendue : c'est le système des sacs périlobulaires communicants du poumon du bœuf, que nous avons fait connaître, le professeur Pierret et moi, il y a quelques années.

Quelle que soit donc la cause première de la maladie de Graves, l'un des effets de cette maladie les plus constants est une atrophie toujours large, parfois presque absolument complète des immenses voies lymphatiques du corps thyroïde. Si ces voies, comme leurs analogues entourant le lobule pulmonaire composé, servent à l'absorption de certaines matières formées ou amenées dans la glande thyroïde, pour être ensuite jetées dans la lymphe, puis dans le sang qui les conduit dans les émonctoires, leur effacement peut parfaitement rendre compte d'accidents toxiques qui, comme ceux observés sur ma malade, se produisent à intervalles réguliers : par exemple à chaque époque cataméniale marquée par une rupture nette du régime circulatoire et même du régime nutritif.

Il importera donc désormais de tenir compte de l'annulation ou de la persistance de ces voies lymphatiques de la thyroïde, dans les formes fébriles, ou à accès fébriles, ou simplement fébriculaires, ou encore apyrétiques de la maladie de Basedow. La question sera peut-être aussi vivement éclairée quand, par l'expérimentation, on se sera rendu compte du degré de toxicité de la lymphe des vaisseaux blancs, prenant leur origine dans le corps thyroïde.

II

Je viens de poser, dans le paragraphe précédent, la question de la nature infectieuse de la maladie de Graves et celle de la toxicité possible des produits retenus dans le corps thyroïde dont les voies lymphatiques ont subi une annulation complète ou une large restriction. Je vais maintenant en poser une autre.

De tout temps la chlorose a été considérée à bon droit comme une maladie du sang ; depuis les recherches remarquables de Bondet et de Virchow, on sait de plus que non seulement cette maladie entraine à la suite des troubles vasculaires importants mais que les vaisseaux eux-mêmes, et surtout les gros vaisseaux présentent dans ce cas à considérer des lésions matérielles De son côté, la maladie de Graves introduit un régime de circulation tout aussi remarquable que celui de la chlorose, et non seulement caractérisé par la tachycardie, les palpitations, etc., comme on l'a reconnu depuis longtemps, mais encore dont, à mon sens, la formule clinique peut être donnée ainsi : *dans le goître exophthalmique, fruste ou non, toujours la circulation de la tête et souvent celle du membre supérieur sont ramenées à un type presque identique à celui existant dans la maladie de Corrigan.*

Non seulement les artères, au voisinage du goître, battent de façon à reproduire la danse caractéristique, ces battements spontanés se retrouvent aux temporales. Le tracé sphygmographique des carotides donne une ascension droite, terminée par un haut crochet et une décontraction rapide. L'auscultation carotidienne permet de constater neuf fois sur dix l'existence du double souffle intermittent.

Enfin, et cela en l'absence de toute lésion sphygmoïdienne, le tracé de la pointe du cœur, toutes les fois qu'il a pu être recueilli avec une amplitude suffisante, m'a montré, entre la ligne de décontraction diastolique et la contraction de l'oreillette, *un accident* absolument comparable à celui qui, dans la maladie de Corrigan, est l'origine du signe bien connu d'Henderson-Tripier.

Je devais signaler ici en passant ce fait, qui, à un autre point de vue, est très instructif, en montrant que contrairement à ce que F. Franck et moi-même avions pensé, l'accident diastolique constant dans la maladie de Corrigan, est le résultat, non pas d'un reflux diastolique du sang de l'aorte dans le ventricule, mais bien un phénomène pur et simple de vibration cardiaque précédant la systole de l'oreillette et coïncidant avec la fin de la diastole.

La pâleur du tégument, dans la tête et le cou, contraste tout aussi bien chez les exophthalmiques avec l'activité de la circulation artérielle que dans la maladie de Corrigan. Nous connaissons actuellement la cause de cette anémie des tissus : nous savons qu'elle est due à un spasme artériolaire permanent. (Dans la maladie de Graves, le régime circulatoire réalisé partout dans l'insuffisance aortique large est donc reproduit ; mais il reste borné à la tête, ou plus généralement à la portion sus-diaphragmatique du corps.

Mais, d'après l'observation comparative que j'ai pu faire de la maladie de Corrigan et de la maladie de Graves, sur les femmes de mon service pendant trois années, durant lesquelles j'ai réuni parfois jusqu'à sept cas de goitre exophthalmique à la salle Ste-Blandine, j'ai pu en outre me convaincre d'un fait qui me paraît à peu près entièrement nouveau.

C'est à savoir que *chez la femme,* la maladie de Corrigan emprunte souvent à la maladie de Graves quelques-uns de ses traits qu'on se plaît à considérer comme essentiels. Dans plusieurs conférences classiques, j'ai pu, en effet, mettre sous les yeux des élèves des malades manifestement atteintes d'insuffisance aortique avec le double souffle caractéristique, le pouls classique, le double souffle intermittent crural, la danse des artères, etc. ; – et démontrer sur elles l'existence d'un tremblement léger et palpitant des mains, ou celle d'un rudiment d'exorbitis, ou encore celle d'une ébauche de goitre. Tous ces phénomènes s'étaient, informations exactes prises, développés de beaucoup *après* l'établissement de la maladie du cœur à l'état confirmé. On avait donc, dans ces cas, affaire à la maladie de Corrigan inclinant vers un ensemble de manifestations rappelant le syndrôme de Graves. — De même, dans le goitre exophthalmique vrai, les phénomènes rappelant la maladie de Corrigan s'étaient développés lentement, et toujours consécutivement à l'apparition des trois termes de la triade classique : Exorbitis, goitre, tachycardie.

Par la fièvre larvée, la maladie de Graves se rapproche donc de la chlorose, maladie d'essence inconnue, peut-être infectieuse.

Par le régime circulatoire de la portion sus-diaphragmatique du corps, elle se rapproche de la maladie de Corrigan, ou plutôt elle reproduit partiellement le type de circulation introduit par cette maladie du cœur par suite de l'angiosténose fonctionnelle et périphérique qui ne tarde pas à s'établir à la suite de la lésion purement valvulaire qui la caractérise. Le type circulatoire qu'on pourrait appeler aortique emprunte lui-même souvent à la maladie de Graves quelques-uns de ses traits essentiels. Il en faut conclure, non pas que les deux affections aient aucune parenté étiologique, mais bien, qu'une fois produites, elles donnent naissance à des phénomènes réactionnels du même ordre.

Au point de vue du tremblement, de l'émotivité, des troubles psychiques, on pourrait faire des rapprochements analogues entre la maladie de Graves et la chorée, d'une part, et la maladie de Parkinson, de l'autre. La notion générale qui doit servir de conclusion à toutes ces considérations, c'est qu'à l'heure qu'il est, le pathologiste est encore incapable d'assigner à la maladie de Graves sa place exacte dans le cadre des maladies internes. Par ses expressions multiples, cette maladie se rapproche de plusieurs autres. On ne la peut définir ni une névrose pure, ni une pure maladie vasculaire, ni une maladie de la glande thyroïde seule, ni une fièvre, ni une intoxication. Mais il semble probable que tous ces points de contact avec des maladies si diverses ne sont pour ainsi dire que des fonctions secondes du syndrôme de Graves, développées régulièrement *au prorata* des points touchés dans des appareils multiples par la cause morbigène, que les allures fébriles du mal pourraient bien faire soupçonner d'appartenir à l'ordre des agents infectieux : des ferments figurés vivants.

OBSERVATIONS

I. — MALADIE DE BASEDOW

1° État Fébriculaire

OBSERVATION I.

(personnelle. — recueillie dans le service de M. le professeur Renaut).

Triade symptomatique classique. — Aménorrhée. — Tachycardie Thermophobie et thermesthésie. — État fébriculaire prolongé. — Poussées fébriles épisodiques et intermittentes éloignées en rapport possible avec la menstruation. — Agitation choréiforme. — Amélioration.

Joséphine A..., âgée de 36 ans, domestique, entre à l'hôpital de la Croix-Rousse, salle Sainte-Blandine, n° 20 (Service de M. le professeur Renaut), le 0 août 1880.

Son père est mort à un âge extrêmement avancé. Sa mère est morte à 50 ans : elle était sujette à des migraines atroces. Quatre frères ou sœurs; l'une de celles-ci est morte presque subitement à 50 ans, les autres sont vivants et bien portants. Pour elle, elle a eu pendant son enfance et son adolescence des éruptions impétigineuses du cuir chevelu, de l'engorgement des ganglions cervicaux, des affections oculaires tenaces. La menstruation s'est établie à l'âge de 10 ans, et a été à peu près normale jusqu'à ces derniers temps. La malade a eu un enfant il y a 0 ans, enfant névrosique, mais bien portant d'ailleurs. Elle-même est d'un tempérament nerveux de longue date, mais elle n'a pas d'antécédents morbides notables.

4

Elle a perdu son mari il y a 5 ans ; il mourut au mois de juin. Au mois de septembre elle éprouva une frayeur très grande produite par un serpent énorme, que depuis elle ne cesse de revoir en rêve. A la suite de cette frayeur, pendant 15 jours, elle devint aphone, présenta une surexcitation très grande et un mois après commencèrent à paraître le goître et l'exorbitisme. Pendant 3 mois les règles furent supprimées. En outre, depuis la mort de son mari, la malade s'est placée comme domestique dans diverses maisons. Elle a eu à lutter contre des fatigues assez grandes, des contrariétés qui se sont accumulées surtout ces derniers temps. Elle n'a pas le sou et est obligée de procurer le vivre et le couvert à son enfant et à elle-même. Pendant le mois dernier elle a essayé une dernière fois de remplir les fonctions de servante : elle n'a pu y arriver.

Depuis un an environ mais surtout depuis trois mois la malade a vu ses forces décliner, ses chairs s'émacier, son appétit disparaître ; elle est tourmentée la nuit par la toux ; elle ne crache pas ni ne se plaint de points de côté. L'oppression s'est établie progressivement et actuellement la tourmente même au lit. Jamais d'hémoptysie ni de diarrhée. Peu de palpitations subjectives sinon depuis quelques semaines. Œdème des jambes le soir depuis un mois.

Depuis un an la malade éprouve de temps en temps une sensation de chaleur assez vive, qui est beaucoup plus marquée depuis quelques jours et est accompagnée de sueurs. Cependant elle ne paraît pas avoir eu de véritables exacerbations fébriles analogues à celles qu'elle a présentées ultérieurement.

Depuis 15 jours enfin elle est en proie à une agitation extrême.

Actuellement son visage est squelettique. Les orbites sont profondément encavés, les yeux paraissent gros mais ne dépassent pas une ligne réunissant les 2 bords orbitaires. On ne trouve pas le signe de de Græfe. Les pupilles sont égales, les joues sont creuses, les muqueuses son complètement décolorées. La langue est lisse, humide, rouge vif. La maigreur du visage se retrouve sur le tronc et les membres. Pas de troubles de pigmentation notable de la peau. Corps tyroïde très développé.

La malade se tient debout les yeux fermés, les pieds joints. Elle marche d'une façon saccadée, mais sans désordre marqué. Lorsqu'on lui fait toucher avec le gros orteil un objet placé à une certaine distance, le mouvement est brusque, dépasse le but ou le côtoie sans l'atteindre. De même la malade n'arrive que fort mal à toucher avec le doigt le bout de son nez. Pas de tremblement dans les mouvements. Tremblement rythmique à oscillation latérales de très petit rayon, lorsqu'on lui fait étendre les mains. Tout le corps est dans un état d'inquiétude continuel ; il n'y a pas de mouvements choréiques, mais les membres, le tronc, la tête exécutent en quelque sorte automatiquement et sans discontinuité des mouvements brusques.

Réflexes rotuliens conservés. Pas d'épilepsie spinale. La sensibilité soit générale soit spéciale est plutôt augmentée d'acuité que diminuée.

Le choc précordial se fait dans le 5° espace intercostal un peu en dehors du mamelon, il est très énergique, sans frémissement cataire. A la pointe les bruits sont éclatants. Au niveau de la 3° articulation chondro-sternale gauche le 1er bruit est accompagné d'un bruit de souffle extra cardiaque. Les vaisseaux du cou, de l'épigastre sont le siège de battements énergiques. Le pouls est brusque, fort, ample.

Du côté des poumons le rythme respiratoire est irrégulier, l'inspiration est saccadée. Dans le tiers inférieur du poumon droit en arrière, abolition du murmure vésiculaire, bruits de frottement inspiratoires assez nombreux, matité, conservation des vibrations vocales, pas de retentissement de la voix, ni de la toux. Au-dessus de cette zone en arrière, le murmure vésiculaire redevient de plus en plus ample, et reprend ses caractères normaux, pas de signes suspects aux sommets.

La matité hépatique occupe en avant un espace commençant à 2 travers de doigt au-dessus du mamelon et dépassant les fausses côtes de la même distance.

Les urines sont peu colorées, sans albumine, des organes génitaux sont sans lésions appréciables. Température rectale : 39° 2.

12 septembre. — La malade est toujours très maigre. Elle pesait il y a 2 ans 55 kil. et pèse actuellement 37 kil. Le côté droit du poumon présente toujours en arrière une matité remontant jusqu'à l'angle de l'omoplate et en même temps de l'abolition des vibrations, de l'obscurité de la respiration, quelques frottements à la base et en dehors. Pas d'égophonie. A la base gauche, légers frottements pleuraux. Il y a un très léger mouvement fébrile

20 septembre. — Sans que l'on puisse constater aucun signe

objectif, soit dans le thorax, soit dans l'abdomen, la langue restant toujours humide et rosée, la température s'est élevée depuis le 20 d'une façon continue jusqu'au 22 de façon à dépasser 40°. Elle est devenue alors subcontinue rémittente. L'appétit a complètement disparu. Il est survenu une céphalalgie intense à localisation frontale accompagnée d'insomnie.

Depuis le 23 septembre, la malade est traitée par les bains froids et l'iodoforme à l'intérieur. La température est très inégale Beaucoup de bains sont sautés. Depuis deux jours, la céphalalgie a disparu. Il y a toujours de l'inappétence.

L'examen des urines continue à être négatif. Avec la fièvre a reparu en partie l'agitation choréiforme qui existait au début et qui avait beaucoup diminué d'intensité dès que la température était devenue à peu près normale.

30 septembre. — La température est revenue à son état antérieur. Les mouvements choréiformes sont beaucoup moins nets.

1er octobre. — Poids 36 kil. 300.

17 octobre. — Depuis 3 jours nouvelle poussée fébrile, aussi peu expliquée que la première : aucun symptôme subjectif, pas même de troubles digestifs. Dès que la température a eu dépassé 39° elle s'est accompagnée de céphalalgie intense, de vertiges, d'insomnie, d'inappétence, de soif. Les selles ont continué à être régulières comme par le passé. Ni toux, ni point de côté. Langue rouge, humide, lisse comme d'habitude. Rien à noter dans le pharynx. L'abdomen n'est pas météorisé, il présente un peu partout du gargouillement. La palpation en est absolument indolente. La tachycardie est toujours considérable. Rien de nouveau à signaler du côté des poumons. En arrière et à gauche du thorax on trouve toujours un peu de matité et d'obscurité de la respiration sans souffle ni égophonie.

L'examen des sommets est toujours aussi négatif. Au cœur faux pas nombreux, léger souffle systolique intermittent à la pointe et au niveau de l'appendice xiphoïde. La température se maintient à 40° 5 d'une façon subcontinue. Le soir elle est de 40° 7 dans le rectum, de 40° 4 dans l'aisselle, de 40° 4 à l'épigastre. Les urines sont foncées en couleur, leur quantité est de 1300 centimètres cubes par jour. Elles ne contiennent ni albumine ni sucre, renferment 16 grammes d'urée (méthode d'Esbach). Elles sont nettement acides. Exagération des mouvements choréiformes

Le pouls est fréquent, mais n'est pas en rapport avec la température. Il a présenté à la minute : 135 pulsations le 13 octobre, 122, le 14.

Le 18 octobre. — Pouls : 100. Diarrhée survenue depuis avant-hier. Céphalalgie moindre.

20 octobre. — Abaissement de la température. Amélioration des symptômes subjectifs. Aucun signe objectif nouveau. Persistance de la diarrhée. Langue humide, rouge, lisse. Urines sans sucre, ni albumine.

22 octobre. — Diarrhée séreuse résistant au bismuth et à l'opium, abaissement de la température. Amélioration de l'état général.

24 octobre. — La diarrhée a disparu depuis avant hier soir sous l'influence de l'opium et de la thériaque. Les urines émises dans toute la journée d'hier égalent 900 centimères cubes en quantité, 1,002 en densité. Elles sont limpides, légèrement jaunes, renferment 8 grammes d'urée, sont neutres, sans sucre ni albumine.

25 octobre. — Pouls du soir : 95. T. R. 38. T. épigastrique 37° 4. La malade est revenue presque à l'état où elle se trouvait avant la poussée fébrile. Les joues et le reste du corps sont encore plus amaigris s'il est possible. Les sterno-mastoïdiens forment une sorte de mentonnière qui encadre le goitre ; celui-ci n'a pas varié de volume. Danse des carotides. Facies pâle, yeux toujours très saillants, pupilles plutôt dilatées, mais se rétrécissant sous l'influence de la lumière. Langue toujours lisse, peu humide. Choc précordial toujours très énergique. Les faux pas du cœur sont devenus très rares. Dédoublement du 2' bruit marqué surtout à la base. Pas de souffle appréciable. Pouls bondissant lorsqu'on élève le bras. L'examen des sommets est encore absolument négatif. A la base gauche en arrière, mêmes signes de pleurésie calleuse ancienne. Matité hépatique normale. Matité splénique à peu près nulle. Pas de météorisme abdominal. Pas de sensibilité ovarique. Exagération des réflexes rotuliens dont la recherche détermine une véritable trépidation épileptoïde pouvant d'ailleurs être provoquée par la flexion brusque du pied. Le phénomène du pied ne peut plus être provoqué au bout d'un moment.

Raie méningitique. La malade est extrèmement affaiblie et ne peut rester hors du lit que quelques minutes. Les mouvements choréiformes sont bien diminués. Toutefois on constate toujours la même brusquerie dans les mouvements, la parole, et en même temps de la propension à rire d'une façon presque convulsive. La voix est toujours légèrement enrouée. La température est normale depuis 2 ou 3 jours. La température épigastrique égale presque la température rectale. L'appétit est faible. La malade ne réclame que quelques œufs. Selles régulières. La malade pèse actuellement 31 kil.

29 octobre. — Pouls 100.

18 novembre. — Depuis hier, température fébrile. Pouls : 140; resp. : 32.

19 novembre. — Pouls : 140 ; resp. : 32. Mouvements choréiques moins accusés. Urines épaisses, louches. Quantité : 2 lit. 400.

20 novembre. — Pouls : 145 ; resp. 40.

21 novembre. — Pouls : 160 ; resp. : ? ; urines : 2 lit. 150.
    contenant :   Urée,   16 gr. 80 par 24 heures.
    —   —   7 gr.   par litre.
    Anhydride phosphorique 0 gr. 420 par litre.

Depuis le 15 novembre, la malade s'est sentie courbaturée. Auparavant, elle circulait dans la salle. Pendant les nuits du 16 et du 17, sueurs abondantes. Chez elle, les sueurs sont rares, et actuellement elles n'existent plus. Les palpitations ont augmenté aussi depuis le 15. La sensation de chaleur a été persistante pendant tous ces derniers temps, et elle a augmenté depuis quelques jours Insomnie ces dernières nuits. Céphalalgie pendant 2 ou 3 jours seulement. Il y a 3 semaines, la malade a eu une diarrhée avec coliques pendant 8 jours.

Actuellement, les battements du cœur sont très rapides. On constate quelques irrégularités, mais pas de souffle.

21 novembre, soir. — Température rectale :	38° 5
— — — main droite :	36° 2
— — — main gauche :	36° 4
— — — cuisse droite :	36° 2
— — — cuisse gauche :	36° 2

Pouls : 120 ; resp. : 26.

Les urines renferment un disque opalin d'albumine ; elles donnent avec la liqueur de Fehling un précipité jaunâtre.

Poids : 36 kil. 100.

Epistaxis hier.

22 novembre. — Pouls : 108 ; resp. : 28.

23 novembre. — Pouls : 130 ; resp. : 28.

26 novembre. — Pouls : 104.

29 novembre. — Urines : 1200 grammes ; épaisses.
   Urée : 5 gr. 25 par litre.
Anhydride phosphorique : 0 gr. 268 par litre.

1 décembre. — Urines : 2 lit. ; claires.
   Urée : 2 gr. 50 par litre
Anhydride phosphorique : 0 gr. 233 par litre.
Pas de sucre.

26 décembre. — Poids : 36 kil. 600 ; pouls : 65.

Aux poumons, persistance de l'obscurité de la respiration à la base droite. Rien aux sommets.

Pas de bruit de souffle au cœur.

Pas d'albuminurie.

Pupilles égales, de dimension moyenne.

Tremblement et agitation choréiforme peu marqués. Goitre considérablement augmenté de volume. La malade peut aller et venir dans la salle.

Elle a bon appétit ; pas de diarrhée.

16 janvier 1887. — Pouls : 135 ; resp. : 27.

20 février. — Les yeux sont moins saillants, les pupilles moyennes, le goitre plus développé, surtout à gauche. Du côté du cœur, ni arythmie ni souffle.

Pouls : 130 ; resp. : 32 ; poids : 44 kil.

Les mamelles commencent à paraître.

Il n'y a pas de sensation de chaleur.

Toutefois, thermophobie toujours persistante.

Les réflexes rotuliens sont exagérés. Il n'y a pas de vertiges dans la station debout. Le tremblement des mains est moins marqué. Les mouvements choréiformes sont presque nuls. Les forces sont augmentées. On trouve aux poumons un peu de matité à la base.

Urines abondantes, pâles, sans albumine.

7 avril. — Pour la première fois depuis 8 mois, la malade a eu ses règles. Sentiment de bien-être. Il n'y a pas eu d'élévation thermique.

28 avril. — Poul 130. Pas d'arythmie. Mamelles développées. Tissu adipeux très développé. Goitre et exophthalmie sans changement notable. Réflexes rotuliens exagérés. Sensation de faiblesse dans les jambes. Varices. Bon appétit. La malade dort la nuit. Elle n'a plus de céphalalgie depuis la réapparition des règles.

30 avril. — Poids : 41 kilog.

21 juillet. — Règles. Courbature. Calme musculaire. Excitation cérébrale. Légère élévation de la température.

1er août. — La malade a eu à la suite de ses règles une élévation de la température qui n'est expliquée par aucune lésion viscérale. L'examen des organes est entièrement négatif. Grande agitation.

12 septembre. — La malade va de nouveau mieux depuis quelque temps. Le visage est encore assez amaigri, les yeux sont moins saillants qu'au début de la maladie. Le cou par contre est toujours de plus en plus volumineux. Le lobe gauche du corps thyroïde est considérable. Les mamelles sont assez développées. Les bruits du cœur sont éclatants : il n'y a pas de souffle. Pouls : 130. L'appétit est bon. Pas de diarrhée. La malade se plaint de ressentir toujours une grande faiblesse dans les jambes : pourtant elle se promène toute la journée. Persistance du tremblement et de l'agitation choréiformes. Pas de signes de de Græfe. Depuis 2 mois, menstruation survenant 2 fois par mois. Quelques troubles digestifs. Pas de diarrhée. Un peu de céphalalgie de temps en temps. Bruits du cœur retentissants. Mamelles encore développées. Dernières règles le 6 décembre. Peu de sensation de chaleur.

Janvier 1888. — La malade a eu ses règles 4 fois pendant le mois de décembre, ce qui l'a notablement affaiblie. Toutefois son état s'est rapidement amélioré. Les règles sont revenues encore 2 fois pendant ce mois : une fois le 4, l'autre fois le 26.

20 février. — Un peu d'élévation de la température (38°-38° 5) ces derniers jours. La malade avait éprouvé quelques contrariétés et de la fatigue.

24 février. — Depuis un mois l'amélioration est assez sensible. L'appétit est revenu. Toutefois l'amaigrissement est encore assez marqué. La soif est assez vive.

Poids : 41 kilog.

27 mars. — La malade à la suite d'une potion emménagogue a vu ses règles revenir avec une fréquence progressive depuis le mois de juillet dernier où elles les a eues deux fois, ainsi que pendant les mois suivants, jusqu'au mois de décembre où elles les a eues 4 fois. Pendant toute cette période elle a été fort anémiée, et a présenté une adynamie assez marquée.

Au début du mois de janvier elle subit une contrariété au moment de ses règles, ce qui lui causa une élévation assez marquée de la température.

A partir de ce moment l'état général s'est sensiblement amélioré et les règles sont revenues à peu près à époque fixe. Mais la température est restée sensiblement au-dessus de la normale. Vers le milieu de février, nouvelle contrariété qui cause une aggravation temporaire avec élévation de la température.

Depuis un mois enfin l'amélioration est bien nette, l'appétit est revenu, et l'embonpoint qui avait complètement disparu commence à reparaître, mais n'a pas encore atteint le degré qu'il avait l'été dernier.

Poids 41 kil.

Pouls, 120.

La malade se plaint de ressentir une soif intense depuis quelques semaines. Les urines ne renferment ni sucre ni albumine.

Tableau des températures présentées par Mlle A.

FIÈVRE LÉGÈRE EN RAPPORT AVEC UNE PLEURÉSIE

9 août 1886	matin	39.2	11 août 1886	matin	38.2
»	soir	38.2	»	soir	38.2
10 »	matin	38.2	12 »	matin	37.8
»	soir		»	soir	

ÉTAT FÉBRICULAIRE PROLONGÉ

13 août 1886	matin	37.6	26 août 1886	matin	38.4
»	soir	38.5	»	soir	38.4
14 »	matin	37.5	27 »	matin	37.6
»	soir	38.5	»	soir	38.2
15 »	matin	37.7	28 »	matin	38.
»	soir	38.3	»	soir	38.4
16 »	matin	37.8	29 »	matin	38.2
»	soir	38.7	»	soir	38.4
17 »	matin	37.8	30 »	matin	38.
»	soir	38.5	»	soir	38.6
18 »	matin	37.6	31 »	matin	30.
»	soir	38.6	»	soir	38.4
19 »	matin	37.6	1 septembre 1886	matin	37.8
»	soir	38.7	»	soir	38.1
20 »	matin	38.1	2 »	matin	38.
»	soir	28.7	»	soir	38.2
21 »	matin	37.4	3 »	matin	38.
»	soir	38.4	»	soir	38.2
22 »	matin	37 6	4 »	matin	37.6
»	soir	38	»	soir	38.2
23 »	matin	37.6	5 »	matin	38.4
»	soir	38.1	»	soir	38.1
24 »	matin	37.6	6 »	matin	38.4
»	soir	38.5	»	soir	38.2
25 »	matin	38.	7 »	matin	37.8
»	soir	48 2	»	soir	38.2

ÉTAT FÉBRICULAIRE PROLONGÉ

8 septembre 1886	matin	37.0	14 septembre 1886	matin	37.6
»	soir	38.1	»	soir	37.8
0 »	matin	37.5	15 »	matin	37.6
»	soir	37.8	»	soir	
10 »	matin	37.5	16 »	matin	38.1
»	soir	38.3	»	soir	38.1
11 »	matin	38.7	17 »	matin	37.2
»	soir	37.8	»	soir	38.
12 »	matin	38.0	18 »	matin	37.8
»	soir	38.6	»	soir	37.8
13 »	matin	37.4	19 »	matin	37.8
»	soir	37.8	»	soir	37.5

POUSSÉE FÉBRILE ÉPISODIQUE A TYPE TYPHOÏDE

20 septembre 1886	matin	37.6	25 septembre 1886	matin	38.8
»	soir	38.	»	soir	39.4
21 »	matin	38.4	26 »	matin	39.3
»	soir	38.8	»	soir	39.2
22 »	matin	39.5	27 »	matin	39.2
»	soir	40.2	»	soir	39.
23 »	matin	39.6	28 »	matin	38.1
»	soir	40.7	»	soir	38.5
24 »	matin	40.	29 »	matin	37.6
»	soir	39.	»	soir	38.

ÉTAT FÉBRICULAIRE

30 septembre 1886	matin	38 8	6 octobre 1886	matin	37.5
»	soir	37.7	»	soir	38.
1 octobre 1886	matin	37.2	7 »	matin	37.9
»	soir	37.6	»	soir	37.6
2 »	matin	37.6	8 »	matin	37.6
»	soir	38.	»	soir	38.2
3 »	matin	37.6	9 »	matin	37.9
»	soir	37.2	»	soir	37.8
4 »	matin	37.2	10 »	matin	38.4
»	soir	37.6	»	soir	37.5
5 »	matin	37.8	11 »	matin	38.
»	soir	37.7	»	soir	

POUSSÉE FÉBRILE ÉPISODIQUE A TYPE TYPHOÏDE

12 octobre 1886	matin	37.0		17 octobre 1886	soir	40.6
»	soir	38.1		18 »	matin	39.6
13 »	matin	38.5		»	soir	40.4
»	soir	38.2		19 »	matin	38.6
14 »	matin	38.6		»	soir	39.6
»	soir	38.5		20 »	matin	38.2
15 »	matin	38.«		»	soir	39.1
»	soir	39.4		21 »	matin	38.5
16 »	matin	40.2		»	soir	38.7
»	soir	40.8		22 »	matin	37.6
17 »	matin	40.6		»	soir	38.2

ÉTAT FÉBRICULAIRE

23 octobre 1886	matin	37.0		29 octobre 1886	matin	36.9
»	soir	37.9		»	soir	37.5
24 »	matin	37.7		30 »	matin	38.
»	soir	37.9		»	soir	37.7
25 »	matin	37.6		31 »	matin	38.1
»	soir	38.		»	soir	38.
26 »	matin	37.6		1 novembre 1889	matin	38.1
»	soir	37.7		»	soir	37.7
27 »	matin	37.8		2 »	matin	37.5
»	soir	37.6		»	soir	37.6
28 »	matin	37.0		3 »	matin	38.
»	soir	37.4		»	soir	37.8

POUSSÉE FÉBRILE ÉPISODIQUE ÉPHÉMÈRE

4 novembre 1886	matin	38.8		4 novembre 1886	soir	38.2

ÉTAT FÉBRICULAIRE

5 novembre 1886	matin	37.6		9 novembre 1886	matin	37.5
»	soir	39.1		»	soir	37.8
6 »	matin	38.		10 »	matin	37.8
»	soir	38.2		»	soir	37.9
7 »	matin	37.6		11 »	matin	37.8
»	soir	38.1		«	soir	37.5
8 »	matin	38.1		12 »	matin	37.4
»	soir	38.		»	soir	38.

ÉTAT FÉBRICULAIRE

13 novembre 1886	matin	37.2		15 novembre 1886	matin	37.6
»	soir	38.		»	soir	37.6
14 »	matin	37.6		16 »	matin	37.5
»	soir	37.7		»	soir	37.9

POUSSÉE FÉBRILE ÉPISODIQUE A TYPE TYPHOÏDE

17 novembre 1886	matin	38.		24 novembre 1886	matin	39.2
»	soir	38.8		»	soir	40.4
18 »	matin	39.6		25 »	matin	
»	soir	39.4		»	soir	38.6
19 »	matin	39.		26 »	matin	38.8
»	soir	39.8		»	soir	40.2
20 »	matin	39.5		27 »	matin	38.4
»	soir	39.3		»	soir	39.
21 »	matin	39.4		28 »	matin	38.9
»	soir	38.2		»	soir	39.2
22 »	matin	38.9		29 »	matin	38.
»	soir	39.2		»	soir	38.
23 »	matin	38.9		30 »	matin	
»	soir	40.3		»	soir	38.

ÉTAT THERMIQUE NORMAL

1 décembre 1886	matin	37.5		7 décembre 1886	soir	37.3
»	soir	37.4		8 »	matin	37.5
2 »	matin	37.2		»	soir	37.2
»	soir	37.6		9 »	matin	37.5
3 »	matin	37.4		»	soir	37.3
»	soir	37.5		10 »	matin	37.8
4 »	matin	37.4		»	soir	37.5
»	soir	37.3		11 »	matin	37.5
5 »	matin	37.3		»	soir	37.7
»	soir	37.5		12 »	matin	37.6
6 »	matin	37.9		»	soir	37.4
»	soir	37.5		13 »	matin	37.6
7 »	matin	37.9		»	soir	37.7

POUSSÉE FÉBRILE ÉPISODIQUE

14 décembre 1886	matin	38.4	17 décembre 1886	matin	38.4
»	soir	37.8	»	soir	38.2
15 »	matin	38.4	18 »	matin	31.2
»	soir	39.5	»	soir	37.8
16 »	matin	38·5	19 »	matin	38.1
»	soir	39.	»	soir	37.6

ÉTAT FÉBRICULAIRE

20 décembre 1886	matin	37.4	4 janvier 1887	matin	37.0
»	soir	37.5	»	soir	38.1
21 »	matin	37.0	5 »	matin	37.8
»	soir	37.5	»	soir	38.
22 »	matin	37.2	6 »	matin	38.
»	soir	37.5	»	soir	37.8
32 »	matin	37.8	7 »	matin	37.0
»	soir	37.5	»	soir	37.6
24 »	matin	37.5	8 »	matin	37.8
»	soir	37.7	»	soir	37.6
25 »	matin	37.6	9 »	matin	37.6
»	soir	38.	»	soir	37.8
26 »	matin		10 »	matin	37.9
»	soir	37.5	»	soir	37.8
27 »	matin	37.5	11 »	matin	37.8
»	soir	37.5	»	soir	38.2
28 »	matin	37.9	12 »	matin	38.
»	soir	37.6	»	soir	38.2
29 »	matin	37.8	13 »	matin	37.6
»	soir	37.6	»	soir	38.2
30 »	matin	37.5	14 »	matin	30.6
»	soir	37.5	»	soir	38.
31 »	matin	38.4	15 »	matin	37.6
»	soir	37.6	»	soir	37.9
1 janvier 1887	matin	38.	16 »	matin	37.6
»	soir	37.5	»	soir	37.0
2 »	matin	33.	17 »	matin	38.
»	soir	37.8	»	soir	37.8
»	matin		18 »	matin	37.0
»	soir	37.6	»	soir	37.8

ÉTAT FÉBRICULAIRE

19 janvier 1887		matin	37.5	27 janvier 1887		matin	37.6
»		soir	37.7	»		soir	38.4
20	»	matin	37.5	28	»	matin	38.5
	»	soir	38.		»	soir	37.6
21	»	matin	37.5	29	»	matin	37.6
	»	soir	37.6		»	soir	38.
22	»	matin	37.4	30	»	matin	37.0
	»	soir	37.5		»	soir	37.6
23	»	matin	37.7	31	»	matin	37.5
	»	soir	38.8		»	soir	37.8
24	»	matin	37.5	1 février 1887		matin	37.8
	»	soir	37.9		»	soir	38.
25	»	matin	37.6	2	»	matin	37.5
	»	soir	37.9		»	soir	37.6
26	»	matin	37.8	3	»	matin	37.4
	»	soir	38.		»	soir	38.2

POUSSÉES FÉBRILES ÉPISODIQUES A INTERMITTENCES IRRÉGULIÈRES

4 février 1887		matin	37 5	6 février 1887		soir	38.
	»	soir	39 3	7	»	matin	38.4
5	»	matin	38.		»	soir	39,
	»	soir	38.2	8	«	matin	38.1
6	»	matin	37.9		»	soir	39.2

ÉTAT FÉBRICULAIRE

9 février 1887		matin	37.5	15 février 1887		matin	37.8
	»	soir	38.3		»	soir	37.5
10	»	matin	36.6	16	»	matin	37.6
	»	soir	48.2		»	soir	37.8
11	»	matin	38.4	17	»	matin	37.6
	»	soir	38.		»	soir	37.4
12	»	matin	37.5	18	»	matin	37.6
	»	soir	37.8		»	soir	37.5
13	»	matin	38.5	19	»	matin	37.6
	»	soir	37.9		»	soir	33.1
14	»	matin	37.8	20	»	matin	37.5
	»	soir	37.8		»	soir	37.6

ÉTAT FÉBRICULAIRE

21 février 1887	matin	37.8		3 mars 1887	soir	37.5
»	soir	37.5		4 »	matin	
22 »	matin	37.4		»	soir	37.6
»	soir	37 5		5 »	matin	37.4
23 »	matin	37.9		»	soir	37.5
»	soir	37.3		6 »	matin	37.6
24 »	matin	37.8		»	soir	37.8
»	soir	33.		7 »	matin	37.6
25 »	matin	37.5		»	soir	38.
»	soir	37.6		8 »	matin	37.7
26 »	matin	37.5		»	soir	38.1
»	soir	37.4		9 »	matin	37.8
27 »	matin	37.8		»	soir	38.
»	soir	37.5		10 »	matin	37.8
28 »	matin	37.6		»	soir	38.
»	soir	37.0		11 »	matin	37.6
1er Mars 1887	matin	37.5		»	soir	37.5
»	soir	37.6		12 »	matin	36.
2 »	matin	37 5		»	soir	37.6
»	soir	37.6		13 »	matin	37.8
3 »	matin	37.8		»	soir	37.4

ÉTAT THERMIQUE HYPO NORMAL

14 mars 1887	matin	37.2		21 mars 1887	matin	37.5
»	soir	37.5		»	soir	37.3
15 »	matin	37.4		22 »	matin	37.6
»	soir	37.5		»	soir	37.3
16 »	matin	37.5		23 »	matin	37.4
»	soir	37.6		»	soir	37.5
17 »	matin	37.4		24 »	matin	37.4
»	soir	37.4		»	soir	37.6
18 »	matin			25 »	matin	37.5
»	soir	37.4		»	soir	37.5
19 »	matin	37.5		26 »	matin	37 6
»	soir	37.5		»	soir	37.6
20 »	matin			27 »	matin	37.5
»	soir	37.4		»	soir	37.8

ÉTAT THERMIQUE NORMAL

28 mars 1887	matin	37.0	20 mars 1887	matin	37.0
»	soir	37.0	»	soir	

POUSSÉE FÉBRILE ÉPISODIQUE ÉPHÉMÈRE PRÉCÉDANT LES RÈGLES

30 mars 1887	matin	37.9	31 mars 1887	matin	30.4
»	soir	37.0	»	soir	36.6

ÉTAT THERMIQUE NORMAL

1er avril 1887	matin	37.8	4 mai 1887	matin	37.5
»	soir	37.0	»	soir	37.0
2 »	matin	36.5	5 »	matin	37.0
»	soir	37.0	»	soir	37.8
3 »	matin	37.5	6 »	matin	37.5
»	soir	37.0	»	soir	37.0
4 »	matin	37.5	7 »	matin	36 5
»	soir	37.8	»	soir	37.4
5 »	matin	37.4	8 »	matin	35.5
»	soir	37.0	»	soir	37.0
6 »	matin	37.4	9 »	matin	37.4
»	soir	37.2	»	soir	37.5
7 »	matin	37.4	10 »	matin	37.0
»	soir	37.5	»	soir	37.2
8 »	matin	37.0	11 »	matin	37.2
»	soir	37.4	»	soir	37.5
27 »	matin	27.0	12 »	matin	37 4
»	soir	37.5	»	soir	39.0
28 »	matin		13 »	matin	37.
»	soir	37.0	»	soir	37.4
29 »	matin	37.4	14 »	matin	37.2
»	soir	37.0	»	soir	37.1
30 »	matin	37.0	15 »	matin	37.4
»	soir	37.8	»	soir	37.5
1er mai 1887	matin	37.5	16 »	matin	37.4
»	soir	37.8	»	soir	37.5
2 »	matin	37.0	17 »	matin	37.3
»	soir	37.8	»	soir	07.1
3 »	matin	57.4	18 »	matin	38.5
»	soir	37.5	»	soir	37.1

ÉTAT THERMIQUE NORMAL

10 mai 1887	»	matin	37.2	4 juin 1887	»	matin	37.4
	»	soir	37.4		»	soir	37.8
20	»	matin	27.2	5	»	matin	37.5
	»	soir	37.5		»	soir	37.8
21	»	matin	37.8	6	»	matin	37.3
	»	soir	37.4		»	soir	37.4
22	»	matin	37.5	7	»	matin	37.3
	»	soir	37.4		»	soir	37.5
23	»	matin	36.0	8	»	matin	37.3
	»	soir	37.4		»	soir	37.4
24	»	matin	37.2	9	»	matin	37.7
	»	soir	37.4		»	soir	37.6
25	»	matin	37.5	10	»	matin	37.4
	»	soir	37.6		»	soir	37.5
26	»	matin	37.5	11	»	matin	37 3
	»	soir	37.6		»	soir	37.3
27	»	matin	37.6	12	»	matin	37.3
	»	soir	37.8		»	soir	37.5
28	»	matin	37.4	13	»	matin	37.7
	»	soir	37.6		»	soir	37.5
29	»	matin	37.4	14	»	matin	37.4
	»	soir	37.6		»	soir	37.6
30	»	matin	37.1	15	»	matin	37.3
	»	soir	37.8		»	soir	37.5
31	»	matin	37.5	16	»	matin	37.3
	»	soir	37.6		»	soir	37.5
1er juin 1887	»	matin	37.4	17	»	matin	37.4
	»	soir	37.5		»	soir	37.5
2	»	matin	37.3	18	»	matin	37.4
	»	soir	37.5		»	soir	37.8
3	»	matin	37·3				
	»	soir	37.5				

RÉAPPARITION DE L'ÉTAT FEBRICULAIRE COÏNCIDANT AVEC LE RETOUR DES RÈGLES

19 juin 1887	»	matin	37.5	21 juin 1887	»	matin	38.7
	»	soir	37.5		»	soir	37.6
20	»	matin	37.7	22	»	matin	37.4
	»	soir	38.		»	soir	37.6

RÉAPPARITION DE L'ÉTAT FÉBRICULAIRE COÏNCIDANT AVEC LE RETOUR DES RÈGLES

23 juin 1887	matin	37.6	24 juin 1887	matin	38.
»	soir	37.8	»	soir	37.9

ÉTAT FÉBRICULAIRE

25 juin 1887	matin	37.6	12 juillet 1887	matin	36.6
»	soir	37.9	»	soir	37.8
26 »	matin	38.2	13 »	matin	37.5
»	soir	38.4	»	soir	37.0
27 »	matin	37.0	14 »	matin	37.5
»	soir	38.1	»	soir	37.8
28 »	matin	37.6	15 »	matin	37.2
»	soir	37.9	»	soir	37.6
29 »	matin	37.4	16 »	matin	37.4
»	soir	38.4	»	soir	37.6
30 »	matin	37.5	17 »	matin	37.4
»	soir	37.9	»	soir	37.8
1er juillet 1887	matin	37.5	18 »	matin	37.3
»	soir	38.1	»	soir	37.8
2 »	matin	38.	19 »	matin	37.5
»	soir	37.8	»	soir	37.6
3 »	matin	37.4	20 »	matin	37.5
»	soir	37.6	»	soir	37.6
4 »	matin	37.5	21 »	matin	37.5
»	soir	37.9	»	soir	37.6
5 »	matin	37.5	22 »	matin	37.4
»	soir	37.8	»	soir	
6 »	matin	37.5	23 »	matin	37.3
»	soir	38.4	»	soir	37.5
7 »	matin	37.4	24 »	matin	37.4
»	soir	37.8	»	soir	38.
8 »	matin	37.4	25 »	matin	37.8
»	soir	38.1	»	soir	38.4
9 »	matin	37.8	26 »	matin	37.6
»	soir	38.	»	soir	37.9
10 »	matin	37.6	27 »	matin	37.5
»	soir	37.9	»	soir	38.
11 »	matin	37.8	28 »	matin	37.6
»	soir	38.	»	soir	38.

POUSSÉE FÉBRILE ÉPISODIQUE COÏNCIDANT AVEC LA FIN DES RÈGLES

20	juillet 1887	matin	39.2	31	juillet 1887	matin	37.5
	»	soir	39.5		»	soir	37.8
30	»	matin	37.6				
	»	soir	37.8				

ÉTAT THERMIQUE NORMAL

1er	août 1887	matin	37.4	13	août 1887	matin	37.2
	»	soir	37.5		»	soir	37.6
2	»	matin	37.3	14	»	matin	37.4
	»	soir	37.5		»	soir	37.0
3	»	matin	37.4	15	»	matin	37.5
	»	soir	37.5		»	soir	37.6
4	»	matin	31.1	16	»	matin	37.5
	»	soir	37.4		»	soir	37.8
5	»	matin	37.3	17	»	matin	37.4
	»	soir	37.5		»	soir	37.6
6	»	matin	37.5	18	»	matin	37.4
	»	soir	37.4		»	soir	37.5
7	»	matin	37.5	19	»	matin	37.5
	»	soir	37.0		»	soir	37.6
8	»	matin	37.2	20	»	matin	37.5
	»	soir	37.4		»	soir	37.8
9	»	matin	37.2	21	»	matin	37.5
	»	soir	37.5		»	soir	37.6
10	»	matin	37.2	22	»	matin	37.4
	»	soir	37.8		»	soir	37 4
11	»	matin	37.5	23	»	matin	37.6
	»	soir	37.6		»	soir	37.5
12	»	matin	37.2	24	»	matin	37.4
	»	soir	37.4		»	soir	37.6

POUSSÉE FÉBRICULAIRE COÏNCIDANT AVEC LA FIN DES RÈGLES

25 août 1887	matin	38.1	25 août 1887	soir	37.9

ÉTAT THERMIQUE NORMAL

26 août 1887	matin	37.4	28	août 1887	matin	37.5
	»	soir	37.6		»	soir	37.6
27	»	matin	37.4	29	»	matin	37.4
	»	soir	39.6		»	soir	37.5

ÉTAT THERMIQUE NORMAL

30 août 1887	matin		26 octobre 1887	matin	37.5
»	soir	37.4	»	soir	37.4
31 »	matin	37.	27 »	matin	37.1
»	soir		»	soir	37.5
3 septembre 1887	matin	27.4	28 »	matin	37.1
»	soir		»	soir	37.6
4 »	matin	37.6	29 »	matin	37.2
»	soir	37.5	»	soir	37.5
5 »	matin	37.6	30 »	matin	37.2
»	soir		»	soir	37.6
21 octobre 1887	matin		31 »	matin	37.5
»	soir		»	soir	37.6
22 »	matin		1er novembre 1887	matin	37.4
»	soir		»	soir	37.8
23 »	matin	37.5	2 »	matin	37.2
»	soir	37.2	»	soir	37.6
24 »	matin	37.5	3 »	matin	37.1
»	soir	37.1	»	soir	37.5
25 »	matin	37.4			
»	soir	37.1			

POUSSÉE FÉBRICULAIRE COÏNCIDANT AVEC LES RÈGLES

3 janvier 1888	matin	37.4	5 janvier 1888	matin	38.2
»	soir	38.0	»	soir	38.2
4 »	matin	38.8	6 »	matin	37.4
»	soir	38.4	»	soir	37.1

ÉTAT THERMIQUE A PEU PRÈS NORMAL

7 janvier 1888	matin	37.5	12 janvier 1888	matin	37.8
»	soir	37.4	»	soir	37.5
8 »	matin	37.5	13 »	matin	37.6
»	soir	37.1	»	soir	37.1
9 »	matin	37.5	14 »	matin	37.8
»	soir	37.4	»	soir	37.4
10 »	matin	37.4	15 »	matin	37.1
»	soir	37.6	»	soir	37.8
11 »	matin	37.8	16 »	matin	37.6
»	soir	37.6	»	soir	37.2

ÉTAT THERMIQUE A PEU PRÈS NORMAL

17 janvier 1888	matin	37.5		20 janvier 1888	matin	37.6
»	soir	38.		»	soir	37.0
18 »	matin	37.6		21 »	matin	37.
»	soir	37.4		»	soir	37.6
19 »	matin	37.8		22 »	matin	37.
»	soir	37.2		»	soir	38.

RÉAPPARITION DE L'ÉTAT FÉBRICULAIRE ET DES RÈGLES

23 janvier 1888	matin	37.1		25 janvier 1888	matin	37.5
»	soir	38.2		»	soir	38.
24 »	matin	37.4		26 »	matin	37.6
»	soir	37.8		»	soir	38.

ÉTAT FÉBRICULAIRE

27 janvier 1888	matin	37.6		13 février 1888	matin	37.1
»	soir	38.		»	soir	37.5
28 »	matin	37.6		14 »	matin	37.
»	soir	37.0		»	soir	38.
1er février 1888	matin			15 »	matin	37.5
»	soir	37.		»	soir	38.
2 »	matin	38.		16 »	matin	37.2
»	soir	37.5		»	soir	38.5
3 »	matin	37 4		17 »	matin	38.1
»	soir	38.		»	soir	38.5
4 »	matin	37.5		18 »	matin	38.1
»	soir	38.		»	soir	37.5
5 »	matin	37.5		19 »	matin	38.
»	soir	38.		»	soir	37.
6 »	matin	37.5		20 »	matin	37.5
»	soir	38.		»	soir	37.5
7 »	matin	37.5		21 »	matin	37.5
»	soir	38.		»	soir	38.
8 »	matin	37.5		22 »	matin	37.5
»	soir	38.		»	soir	38.
9 »	matin	37.8		23 »	matin	37.5
»	soir	38.		»	soir	38.
10 »	matin	37.5		24 »	matin	37.5
»	soir	38.		»	soir	38.
11 »	matin	37.2		25 »	matin	37.1
»	soir	37.0		»	soir	38.
12 »	matin	37.6		26 »	matin	37.5
»	soir	38.		»	soir	37.

OBSERVATION II

(personnelle, recueillie dans le service de M. le professeur Renaut).

*Triade symptomatique classique. — Tachycardie. - Etat fébricu-
laire persistant. — Sensation de chaleur.*

Francine L..., 34 ans, tisseuse, entrée à l'hôpital de la Croix-
Rousse, salle Sainte-Blandine, n° 45, le 3 mars 1884.

Son père est mort à 56 ans d'une maladie de poitrine, probablement tuberculeuse; il avait eu des hémoptysies Sa mère est
morte à 65 ans d'un cancer de l'estomac. Elle était au dire de la
malade très nerveuse; il n'est pas possible de savoir si elle a eu
des crises d'hystérie. Deux sœurs mortes en nourrice. Un frère
mort à 25 ans d'une phtisie galopante, en deux mois (renseigne-
ments fournits par le médecin) Antécédents propres de la malade;
rougeole à 6 ans; variole à 8 ans, maux de tête fréquents,
essoufflement facile, menstruation ayant débuté à 14 ans, toujours
très régulière, excepté depuis 4 ans.

En 1873 au moment de ses règles elle éprouva une émotion
très violente qui fut suivie d'un tremblement continu pendant
huit jours. La malade ne fournit pas d'autres indications sur cette
période de sa vie. Jusqu'en juin 1878, sa santé fut satisfaisante,
bien qu'elle éprouvât de temps en temps quelques douleurs
névralgiques, et qu'elle se fatiguât facilement. Au mois de
novembre 1878, elle dut prendre le lit; elle avait de l'œdème des
jambes, de la faiblesse, de l'énervement. Elle resta trois mois
dans cet état.

A cette époque elle vit un médecin qui attira son attention sur
l'existence d'un goître et d'un exorbitisme qui étaient restés jusqu'alors absolument inaperçus pour la malade. Le seul symptôme
qui l'eût frappé était la violence des battements de son cœur.

La malade fait jouer un grand rôle dans l'apparition de sa maladie aux ennuis et aux chagrins qu'elle éprouva à l'occasion de la
mort de son père.

A son entrée à l'hôpital elle présenta la triade symptomatique
classique dans toute sa splendeur. L'exorbitisme est bilatéral et
extrêmement prononcé. Les pupilles sont égales et réagissent
bien à la lumière. L'ophthalmoscope ne relève rien de particulier.

Le corps thyroïde est notablement et également hypertrophié. La pointe du cœur bat dans le 5e espace intercostal et presque dans la ligne mamelonnaire. Les battements sont réguliers. Les bruits sont bien frappés. Il n'y a pas de souffle. Le pouls radial est régulier, plein et sûr. Les palpitations qui surviennent même au repos augmentent au moindre effort et à la moindre émotion.

On détermine facilement la raie méningitique et la roséole émotive.

Rien aux poumons.

Quelques légers troubles digestifs caractérisés par de la pesanteur au niveau du creux épigastrique, de la somnolence et des bâillements après les repas.

La faiblesse générale est très grande. Léger tremblement analogue au tremblement sénile ou alcoolique quand on place les bras dans l'extension. Pas de tremblement dans les membres inférieurs. Pas de troubles de la marche.

Sensation de chaleur fréquente. — Vapeurs.

Agitation continuelle. — Insomnies.

Impressionnabilité extrême.

Céphalalgie frontale fréquente.

Il y a un an, prosopalgie à droite.

Ni sucre ni albumine dans les urines. Apyrexie.

10 juin 1884. — État général meilleur. Névralgie intercostale. Pouls : 145.

20 juillet. — L'amélioration continue. Diminution du tremblement. Pas de modifications de l'exophthalmie.

Teinture de veratrine, 20 gouttes.

5 granules de digitaline.

4 grammes de bromure.

3 septembre. — Éruption papulo-squameuse sur le tronc et les membres. L'origine syphilitique est difficilement admissible.

Juillet 1886. — Depuis son entrée à l'hôpital, la malade s'est considérablement améliorée. Son tracé thermométrique a été pris l'année dernière par M. Meurer, interne, et accusait à ce moment-là un état fébriculaire persistant. Actuellement, le même tracé révèle, au contraire, un état thermique légèrement hyponormal. Les forces sont en partie revenues. L'exorbitisme, l'hypertrophie thyroïdienne, les palpitations ont diminué L'embonpoint a même succédé à l'amaigrissement, persistance de l'émotivité, du tremblement des mains en extension.

1ᵉʳ avril 1888. — Dans ces deux dernières années, l'état de la malade a subi des variations bien diverses. L'an dernier, à la fin de l'été, il s'est produit assez rapidement de l'amaigrissement de l'affaiblissement des troubles digestifs, des poussées de fièvre subjective, probablement même objective (la température n'a pas été prise). Aujourd'hui, la malade va mieux, elle a trouvé place à l'hospice du Perron, dans le service de M. Joseph Teissier. La nutrition est meilleure, la fièvre n'existe pas, le pouls varie entre 80 et 100 ; les palpitations, le goitre, l'exorbitisme persistent toujours, témoignant de la ténacité de l'affection. Les poumons sont toujours indemnes. Les organes génitaux présentent par moments des troubles fonctionnels, mais n'offrent pas de lésion anatomique appréciable.

Tableau des Températures présentées par Mlle Francoine L.

ÉTAT FÉBRICULAIRE

10 février 1885	»	matin	38.2	1 mars 1885	matin	37.8
	»	soir	37.6	»	soir	37.8
20	»	matin	37.5	2 »	matin	37.8
	»	soir	37.9	»	soir	37.9
21	»	matin	37.5	3 »	matin	37.7
	»	soir	37.5	»	soir	38.
22	»	matin	37.5	4 »	matin	37.8
	»	soir	27.8	»	soir	37.8
23	»	matin	37.5	5 »	matin	38.2
	»	soir	38.	»	soir	38.2
24	»	matin	37.5	6 »	matin	37.8
	»	soir	37.8	»	soir	37.5
25	»	matin	37.5	7 »	matin	39.
	»	soir	37.6	»	soir	38.1
26	»	matin	37.7	8 »	matin	37.8
	»	soir		»	soir	38.
27	»	matin	37.0	9 »	matin	37.6
	»	soir		»	soir	37.7
28	»	matin	37.6	10 »	matin	37.7
	»	soir	37.0	»	soir	37.6
29	»	matin	37.0	11 »	matin	37.2
	»	soir	37.8	»	soir	37.7

ÉTAT FÉBRICULAIRE

12 mars 1885		matin	37.8	29 mars 1885	matin	37.5
	»	soir	37.8	»	soir	37.8
13	»	matin	37.5	30 »	matin	37.8
	»	soir	37.4	»	soir	37.0
14	»	matin	37.8	31 »	matin	37.8
	»	soir	38.	»	soir	37.0
15	»	matin	37.7	1 avril 1885	matin	37.5
	»	soir		»	soir	38.3
18	»	matin		2 »	matin	38.
	»	soir	37.2	»	soir	38.3
19	»	matin	37.9	3 »	matin	37.0
	»	soir	38.1	»	soir	38.
20	»	matin	37.6	4 »	matin	37.0
	»	soir	37.8	»	soir	
21	»	matin	37 6	5 »	matin	37.6
	»	soir	37.9	»	soir	
22	»	matin	37.6	6 »	matin	37.0
	»	soir	37.9	»	soir	
23	»	matin	37.5	7 »	matin	37.8
	»	soir	37.8	»	soir	
24	»	matin	37.5	8 »	matin	37.6
	»	soir	37.7	»	soir	38.2
25	»	matin	38.	9 »	matin	37.8
	»	soir	37.8	»	soir	38.2
26	»	matin	38.	10 »	matin	37.8
	»	soir	37.0	»	soir	
27	»	matin	37.8	11 »	matin	
	»	soir	37.8	»	soir	
28	»	matin	37.9	12 »	matin	38.1
	»	soir	38.	»	soir	37.2

ÉTAT THERMIQUE HYPONORMAL

20 octobre 1886		matin	37.2	22 octobre 1886	matin	37.3
	»	soir	36.8	»	soir	36.0
21	»	matin	37.1	23 »	matin	37.2
	»	soir	37.1	»	soir	37.1

ÉTAT THERMIQUE HYPONORMAL.

24 octobre 1886	matin	37.		27 octobre 1886	matin	31.1
»	soir	36.6		»	soir	37.3
25 »	matin	37.		28 »	matin	37.2
»	soir	36.8		»	soir	36.0
26 »	matin	37.4				
»	soir	37.1				

OBSERVATION III

(Recueillie par M. Meurer, interne des hôpitaux dans le service de
M. le professeur Renaut.)

*Exophthalmie. — Goitre. — Hypertrophie cardiaque et endo-
cardite valvulaire chronique. — Œdème des jambes. — Etat
fébriculaire.*

Mélanie M. 25 ans, tisseuse, entrée à l'hôpital de la Croix-
Rousse, Salle Ste-Blandine, n° 7, service de M. le professeur
Renaut, le 10 avril 1885.

Son père est mort probablement d'une tuberculose pulmonaire.
Sa mère est morte à 39 ans d'une maladie de cœur. Ni l'un ni
l'autre n'avaient de goitre, ils étaient tous deux d'un caractère
vif, nerveux mais ne prenaient pas de crises à proprement parler.
Pas d'alcoolisme ou plutôt pas d'habitude d'ivrognerie chez le
père. Une sœur est morte âgée de quelques mois à peine. Pas
d'autres frères ou sœurs.

La malade a eu la rougeole à 10 ans 1/2. Pas d'autre maladie
avant la menstruation. Celle-ci s'établit à 12 ans sans difficulté,
et fut régulière jusqu'à ces dernières années. Depuis 2 ans, la
malade n'a vu ses règles que deux fois.

Il y a deux ans elle devint fort anémique, tousse beaucoup, et
le médecin lui conseille d'aller passer l'été à la campagne. Elle
ne crache pas de sang. En revenant des champs, elle put
reprendre ses occupations. Cependant elle ne jouissait pas de
toutes ses forces. Le soir, les jambes enflaient et la nuit ne suf-
fisait pas à les faire désenfler.

Depuis un mois environ, la malade a vu son cou grossir et ses yeux lui sortir de la tête. Les palpitations qu'elle avait depuis 2 ans s'accentuèrent en même temps.

La glande thyroïde présente actuellement un développement assez notable. Le lobe droit paraît un peu plus volumineux que le gauche. De chaque côté du goître les vaisseaux du cou sont animés de secousses.

Les yeux sont très saillants. Pas de troubles pupillaires. Pas de troubles de la vision. La face devient rouge à l'occasion du moindre mouvement, lorsque la malade mange, lorsqu'on lui parle. La tête est animée d'un tremblement tantôt précipité, tantôt ralenti et qui n'existe pas continuellement. Les mains tremblent également.

La malade a toujours trop chaud. Les couvertures lui semblent trop lourdes ; elle les rejette pour dormir. Le sommeil est rare et la malade rêve toujours, souvent à voix haute, et réveille ses voisines. Sueurs abondantes. Jamais d'éruptions cutanées d'aucune nature.

Œdème malléolaire.

Pas de thrill. Pointe vibrante. Sur toute l'étendue de la région précordiale, on entend un double souffle systolique et diastolique. Double souffle dans les vaisseaux du cou. Le pouls ne présente nullement les caractères du pouls de Corrigan.

Examen des poumons et des autres organes négatifs.

20 avril. — Pouls : 132. Applications de chlorure de méthyle sur le cou, à droite.

24 avril. — Pouls : 140.

12 mai. — La malade sort.

Tableau des températures présentées par Mélanie M.

ÉTAT FÉBRICULAIRE

Date		Moment	Temp.	Date		Moment	Temp.
21 avril 1880		matin	36.5	25 avril 1880		matin	38.
	»	soir	37.8		»	soir	38.4
22	»	matin	37 0	26	»	matin	38.
	»	soir	38.4		»	soir	38.
23	»	matin	38.	27	»	matin	38.4
	»	soir	37.0		»	soir	38.1
24	»	matin	38.	28	»	matin	38.4
	»	soir	38.1		»	soir	39.

ÉTAT FÉBRICULAIRE

20 mars 1880	matin	37.9	6 mai 1880	matin	37.5
»	soir	33.	»	soir	37.6
30 »	matin	28.	7 »	matin	37.8
»	soir	38.1	»	soir	38.
1 mai 1880	matin	38.4	8 »	matin	37.8
»	soir	38.2	»	soir	37.8
2 »	matin	38.2	9 »	matin	37.7
»	soir	38.3	»	soir	37.0
3 »	matin	37.7	10 »	matin	37.5
»	soir	37.8	»	soir	37.0
4 »	matin	37.5	11 »	matin	37.0
»	soir	38.1	»	soir	37.0
5 »	matin	39.			
»	soir	38.			

OBSERVATION IV

(recueillie par M. Pic, interne des hôpitaux, dans le service de M. le Dr Faivre).

*Goître exophthalmique développé à la suite d'une grossesse.
Triade symptomatique classique. Tachycardie. État fébriculaire.*

Marie C., âgée de 15 ans 1/2, apprêteuse, entre à l'Hôtel-Dieu,
salle des deuxièmes femmes, service de M. le docteur Faivre, le
18 novembre 1887.

Son père âgé de 50 ans, est en bonne santé. Il en est de même
de sa mère âgée de 50 ans. Un frère bien portant, un autre mort
accidentellement. Une sœur en bonne santé, une autre morte à
10 mois d'une maladie indéterminée. La malade n'est pas mariée
et n'a eu ni enfants, ni fausses couches. Elle jouissait d'une
excellente santé dans son enfance. Elle n'a eu aucun accident
scrofuleux, pas de chorée ni de rhumatisme. Rougeole à deux
ans. Ni syphilis, ni alcoolisme. Réglée à 12 ans, elle l'a toujours
été régulièrement et assez abondamment jusqu'à ces derniers
temps. Il y a quatre mois, à la suite d'un refroidissement, d'après
elle, ses règles se sont arrêtées et ne sont pas revenues les mois

suivants. Depuis lors elle a fréquemment de la leucorrhée Jamais elle n'a eu de métrorrhagies. On constate chez elle un développement anormal de l'abdomen et des seins, mais comme elle affirme d'une façon absolue sa virginité, on ne pratique pas pour le moment le toucher vaginal.

C'est depuis quatre mois aussi qu'elle éprouve dans sa santé un trouble mal définissable. Son caractère s'est modifié, elle est devenue plus impressionnable, plus impatiente et plus irritable. Ses forces ont diminué sans amaigrissement sensible. Elle est devenue sujette aux syncopes. L'appétit a diminué. Il y a un certain dégoût pour la viande. L'ingestion des aliments est suivie de pesanteur épigastrique et de renvois aigres, quelquefois de vomissements alimentaires immédiats. Jamais d'hématémèses. Quelques vomissements bilieux. Constipation presque constante accompagnée de coliques. Jamais de diarrhée. Maux de tête fréquents. Les téguments et les muqueuses sont décolorés. Tous ces phénomènes se sont beaucoup accrus depuis huit jours. Alors s'est déclarée une fièvre assez vive qui persiste encore. Il y aurait eu au début quelques frissons et des points de côté. La céphalalgie a beaucoup augmenté. Pas d'épistaxis. Quelques bourdonnements d'oreille. En même temps la malade a ressenti des battements dans le cou et les tempes et s'est aperçu que son cou gonflait. Depuis longtemps elle souffrait de palpitations qui sont devenues beaucoup plus fortes et plus pénibles.

Actuellement la température est de 38° 5, tous les soirs, la soif est vive, la langue légèrement sèche et saburrale. On constate à la fois un goitre de volume moyen, une légère exophthalmie qui avait échappé à la malade et de fortes palpitations. Il n'existe pas de tremblement. Le goitre a deux lobes symétriques, il est sujet à des augmentations passagères. L'exophthalmie s'accompagne d'un éclat anormal du regard qui est fixe. Les pupilles sont un peu dilatées. Pas de troubles visuels. Au cœur la pointe bat dans le 5° espace et soulève énergiquement la paroi. On entend dans toute la région précordiale un souffle systolique doux, quoique intense, et suivi d'un dédoublement très net du deuxième bruit. Thrill et bruit de diable entre les deux chefs du sterno-mastoïdien droit. L'examen de la paroi abdominale montre une légère douleur dans le flanc droit où l'on ne sent ni rénitence, ni tumeur. Pas de douleur, ni de gargouillement dans la fosse iliaque droite, pas de taches rosées lenticulaires. La malade tousse très rarement et n'a jamais eu d'hémoptysies. Rien d'anormal aux poumons Les matités hépatique et splénique ont leur étendue normale. Les membres inférieurs ne sont pas œdématiés.

2 décembre. — La malade est améliorée par les douches froides. Le corps thyroïde a un peu diminué; les yeux sont peut-être un peu moins saillants.

Pouls : 115; état général meilleur.

La malade a été soumise en même temps à un traitement ferrugineux. Son teint est plus coloré aujourd'hui qu'à l'entrée. La température rectale prise régulièrement chaque jour a oscillé entre 37.4 le matin et 38.5 le soir, du 18 au 23 novembre. A partir de ce jour, on commence le traitement hydrothérapique, et dès lors, la courbe thermique est devenue presque normale avec une très légère ascension vespérale n'atteignant jamais 38°.

4 décembre. — Aujourd'hui, la malade n'a pas pris de douche froide. On remarque une très légère ascension de la température. Pendant trois jours, la courbe se maintient au même niveau.

6 décembre. — On reprend le traitement : immédiatement, la température moyenne s'abaisse. Il existe un grand désaccord entre la température qui est devenue anormale et l'état du pouls, qui oscille entre 105 et 120, atteignant parfois 125.

21 décembre — Malgré les dénégations persistantes de la malade, on l'examine de nouveau, et l'on constate des signes certains d'une grossesse au 6° mois. La malade, irritée de cette constatation, quitte brusquement l'hôpital. Avant son départ, on avait noté une diminution notable des souffles cardio-vasculaires anémiques. On ne remarquerait pas la présence du goître si on ne l'avait pas constatée auparavant, alors qu'il était plus volumineux L'exophthalmie est toujours assez marquée, et les palpitations très fréquentes. Jamais on n'a constaté de tremblement.

Tableau des températures présentées par Marie Ch.

ÉTAT FÉBRICULAIRE

18 novembre 1880	matin		20 novembre 1887	matin	38.
»	soir	38.2	»	soir	3..5
19 »	matin	38.3	21 »	matin	37.0
»	soir	38.5	»	soir	38.0

ÉTAT FÉBRICULAIRE

22 novembre 1887	matin	37.7		5 décembre 1887	matin	37.4
»	soir	38.4		»	soir	37.5
23 »	matin	37.5		6 »	matin	37.6
»	soir	38.5		»	soir	37.6
24 »	matin	3 74		7 »	matin	87.2
»	soir	38.1		»	soir	37.4
25 »	matin	37.1		8 »	matin	37.2
»	soir	37.8		»	soir	37·4
26 »	matin	37.3		9 »	matin	37.2
»	soir	37.6		»	soir	37.4
1 décembre 1887	matin	37.2		10 »	matin	37.2
»	soir	37.3		»	soir	37.4
2 »	matin	37.1		11 »	matin	37.4
»	soir	37.4		»	soir	37.5
3 »	matin	37.2		12 »	matin	37.2
»	soir	37.4		»	soir	37.5
4 »	matin	37.5		13 »	matin	37.2
»	soir	37.5		»	soir	37.5

OBSERVATION V.

(Dr. Paul. Berliner, Klinischer Wochenschrift). 1865, 3 juillet — n° 27

État fébriculaire

Emilie X. , 23 ans, menstruation à 14 ans.

Début de la maladie, il y a 4 ans, à la suite d'un séjour prolongé dans l'eau, immédiatement arrêt des règles. Bientôt palpitations de cœur, œdème des pieds.

Au bout de quelques semaines, augmentation de volume du cœur.

Après un intervalle d'un an, exophthalmie.

En août 1863, examen de la malade : outre les symptômes précédents, on note une légère teinte ictérique, avec augmentation de volume du foie.

En novembre 1864, la malade entre à l'hôpital, présentant toujours la même teinte ictérique. La température du corps est augmentée de un demi-degré à un degré.

Pouls 112 : pas de signes physiques du côté du cœur :

Les pulsations carotidiennes sont très marquées.

La turberculose ne peut être admise.

Goître peu volumineux, développé surtout dans le lobe droit.

Taches cérébrales.

Mort avec hydropisie.

A l'autopsie, le cœur est à peu près normal. Epanchements dans les séreuses; sont teintées de bile. Le foie est adhérent au diaphragme. Son volume est normal, il présente une coloration rouge bien marquée.

A la coupe, on observe encore mieux sa teinte ictérique : il est granuleux, sa consistance est diminuée : les lobules sont nettement séparés par du tissu interstitiel : les cellules du foie sont envahies par la graisse, ictériques.

La rate a sa capsule épaissie, et son volume est un peu augmenté.

Les reins sont hypertrophiés : la capsule s'enlève facilement, le tissu conjonctif est très développé : l'épithélium des canalicules est gras.

Le corps thyroïde présente un goître fibreux sans aucun kyste

Les autres organes sont normaux.

Le ganglion inférieur du sympathique cervical droit examiné au microscope ne présente aucune altération.

Les troncs nerveux voisins des cellules ganglionnaires sont de dimensions normales : leurs noyaux facilement apparents sont tantôt décolorés, tantôt pigmentés.

OBSERVATION VI

(W.-B. Cheadle. St-Georges hospitals Reports 1869)

Etat fébriculaire.

Elisabeth X... 25 ans.

Exophthalmie : goître, pulsations carotidiennes.

Energie et fréquence des battements du cœur : pouls 144, puissant, bondissant.

Température des joues et des aisselles : 99°, sans différence notable entre les deux côtés.

Depuis 6 mois, une fois apparition des règles, et l'écoulement avait une teinte jaunâtre. Depuis lors, irritation, céphalalgie, pollakiurie, sueurs abondantes, ni épistaxis, ni diarrhée.

Pendant un mois d'observation, pouls entre 84 et 144. Température des joues 98° 6 à 99° : celle de l'aisselle légèrement plus élevée ; pas de différence entre les deux côtés.

Teinture d'iode : six mois après, amélioration considérable.

OBSERVATION VII

(W.-B. Cheadle. Saint-Georges hospitals Reports 1869)

Etat fébriculaire

Sarah... 52 ans.

Cachectique. Violentes palpitations depuis la ménopause, soit depuis 9 ans.

Vomissements, diarrhée, sensation de froid constante, douleurs dans les jambes.

En avril 1869, exophthalmie, hypérémie conjonctivale, Goître. Pulsations carotidiennes et cardiaques. Souffle systolique à la pointe. Pouls 120, petit, brusque et court.

Température des joues : 98° 5, des aisselles : 98° 8; pas de différence entre les deux côtés.

Traitement par l'iode et le bicarbonate de potasse ; 4 jours après, pouls : 138 ; température des joues et des aisselles, 101°.

Le jour suivant, pouls : 140 ; température : 100°, langue nette, aucune cause physique de cette élévation de température, pouls faible et vibrant.

A la longue, diminution des palpitations, amélioration de l'état général, persistance du goître et de l'exophthalmie. Le pouls ne descendit jamais au-dessous de 120, la température ne s'éleva jamais jusqu'à 100°, mais resta un peu au-dessus de la normale, 98° 5.

OBSERVATION VIII

(W.-C. Cheadle. Saint-Georges hospitals Reports 1869)

Etat fébriculaire

Charlotte X..., 17 ans.

Malade depuis l'automne dernier. Début de l'affection à la suite d'une esquinancie. Disparition des règles, irritabilité du caractère, palpitations, épistaxis, sueurs profuses, pâleur, exorbitisme.

La réapparition des règles amena une amélioration. Actuellement (janvier), anémie, exorbitisme, dilatation pupillaire, hypertrophie du lobe thyroïde droit, excitabilité, rougeur de la face, pulsations carotidiennes, palpitations, léger souffle systolique à la base. Pouls 88, régulier.

La température prise au mois de février fut trouvée 07° 6 sur la joue droite, 08°2 sur la joue gauche. Depuis, la température, prise régulièrement sur les deux joues, ne présente pas de différence notable, la température axillaire est égale des deux côtés.

La température entre midi et 3 heures du soir évoluait entre 97°6 et 99°, le pouls restait entre 80 et 104. la température la plus élevée correspondait au pouls le plus fort.

Pendant 3 mois, teinture d'iode.

Au bout de ce temps, réapparition de la menstruation, disparition des palpitations, diminution du corps thyroïde et de l'exorbitisme.

OBSERVATION IX

(W.-B. Cheadle. Saint-Georges hospitals Reports 1869)

Etat fébriculaire

Sarah... 18 ans.

Anémique. Palpitations depuis plusieurs années, menstruation régulière, mais trop abondante jusqu'à ces 4 derniers mois Aménorrhée depuis ce moment-là.

Pas d'exophthalmie, dilatation pupillaire, choc précordial

intense, hypertrophie du lobe droit du corps thyroïde. Pouls 120, mou, faible. Pas de signes de phtisie.

La température des joues et des aisselles, prise pendant 4 mois, fut trouvée variable entre 99° 4 et 100°, sans différence notable entre les deux côtés. Pouls varie de 84 à 120.

Teinture d'iode, du reste, promptement abandonnée. Pas d'amélioration.

OBSERVATION X

(W. B. Chealde, Saint-Georges hospitals Reports 1869).

Etat fébriculaire.

Martha 22 ans.

Aspect cachectique.

Il y a 4 ans, elle prit froid pendant ses règles qui disparurent depuis ce moment-là.

Bientôt après, exophthalmie, pâleur, perte d'appétit, sueurs abondantes.

4 mois après l'arrêt des règles, attaque de rhumatisme, à ce moment un médecin nota l'élargissement du cou. En octobre 1869, outre l'exophthalmie, dilatation des pupilles, corps thyroïde hypertrophié présentant des pulsations, palpitations carotidiennes, cardiaques. Souffle rude, systolique, sous le mamelon gauche.

Amaigrissement, atrophie mammaire.

Face constamment vultueuse. Råle méningitique. Pouls 140, régulier, très bondissant.

Température des joues et des aisselles des deux côtés allan / de 99° à 99°4.

OBSERVATION X *bis*

(Extraite de l'article d'Eulenburg dans la Handbuch von Ziemssen).

Etat fébriculaire.

Fille de 20 ans, atteinte de maladie de Basedow. La température fut prise très fréquemment pendant les trois quarts du traitement. Elle s'éleva toujours dans l'aisselle entre 38°2 et 38°8.

OBSERVATION XI

(Bull. Gazette des hôpitaux 1873).

Etat fébriculaire. — Pas de sensation de chaleur.

X., femme de chambre, 39 ans.

A 25 ans, palpitations dont l'intensité a augmenté depuis huit mois environ.

Depuis 4 mois, aménorrhée.
Depuis 2 mois, exorbitisme.
Depuis 1 mois, goitre.

A son entrée, on constate saillie des yeux, dilatation des pupilles, goitre développé surtout à droite, tuméfaction et palpitations des vaisseaux du cou, battements du cœur tumultueux. Pouls variant de 100 à 120.

Température 38° dans l'aisselle; absence de sensation désagréable de chaleur à la surface du corps, irritabilité, insomnie.

Iodure de potassium, 1 gr.

Le 26 octobre. Amélioration notable. Température 37°4. Pouls 104.

2° Etat fébrile

OBSERVATION XII

(Extraite des cliniques de Peter).

Etat fébrile pseudo - typhoïde.

Un jeune homme envoyé de Constantinople comme atteint de fièvre typhoïde, présentant des troubles nerveux variés, fréquence du pouls, température élevée.

Au bout d'un mois de traitement hydrothérapique, le pouls de 140 pulsations tombe aux environs de 100 et la température axillaire de 38°5 à 37°5.

3ᵉ Fièvre inaugurale

OBSERVATION XIII

(tirée du Traité des maladies du cœur de Friedreich, page 513)

Fièvre inaugurale

Servante de 30 ans, d'une constitution robuste et florissante. Menstruation établie à 10 ans, depuis lors toujours régulière. Au mois d'août 1865, disparition subite et définitive des règles sans cause apparente. A partir de cette époque, fréquemment vertiges, épistaxis, mais santé d'ailleurs excellente.

Au commencement de novembre 1866, à la suite d'un refroidissement, dit la malade, frissons et chaleur, céphalalgie, abattement, anorexie, douleur thoracique avec toux et palpitations cardiaques peu prononcées ; la malade n'en continua pas moins son service, et, au bout de dix jours environ, se sentait même assez bien remise.

Le 10 novembre, après un frisson violent, qui dura 3 heures, nouvelle apparition de chaleur, céphalalgie, vertiges, douleur thoracique vive avec oppression, dyspnée et palpitations cardiaques très-intenses.

Le 20 novembre, la malade est admise à la clinique. La fièvre est intense, l'excitation cardiaque excessive (110 pulsations, 40 mouvements respiratoires, 32° R).

L'impulsion cardiaque est extrêmement forte et étendue, on la perçoit à la vue et au toucher dans les 3ᵉ, 4ᵉ, 5ᵉ et 6ᵉ espaces intercostaux, on peut la suivre du côté gauche jusqu'au niveau de la ligne axillaire, le sternum est lui-même manifestement ébranlé. Par la percussion, on constate une augmentation correspondante de la matité précordiale. Les bruits du cœur sont très forts. Le 1ᵉʳ bruit représente un claquement intense, perceptible à distance. A droite du sternum, dans les 1ᵉʳ, 2ᵉ et 3ᵉ espaces intercostaux, on sent manifestement les pulsations de l'aorte ascendante. Les carotides sont le siège de pulsations et d'un frémissement intenses. Le pouls de la radiale, de la crurale et même de la métatarsienne est très fort, difficilement dépressible, il s'accompagne comme dans l'insuffisance aortique d'un son très perceptible à l'auscultation. Les poumons, le foie, la rate, l'urine n'offrent rien de particulier. D'un autre côté, sueurs abondantes et légère tuméfaction des glandes thyroïdes. L'exploration des organes génitaux ne fait découvrir absolument rien d'anormal, et qui puisse rendre compte de la suppression des règles. Infusion de digitale avec addition de nitrate de potasse, vessie de glace sur la région précordiale.

20 novembre, minuit. — Température, 31° 0 R ; pouls, 114 ; resp., 36.

Pouls devenu un peu irrégulier. Rétention d'urine nécessitant cathétérisme.

21 novembre, matin. — Tempér., 30° 4 R ; pouls, 101. Dans la nuit trois selles liquides, dyspnée violente et douleur thoracique expressive. Pourtant, un peu d'amélioration, sueurs persistantes, poumons indemnes.

21 novembre, soir. — Tempér. 31° 1 R ; pouls 110.

22 novembre, matin. — Tempér. 30° 2 R ; pouls 100.

22 novembre, soir. — Tempér. 30° 6 R ; pouls 110. A plusieurs reprises, vomissements d'un liquide terne, céphalalgie, vertiges, anorexie, douleur thoracique oppressive continue, surtout au-dessous du mamelon gauche.

A partir du 23 novembre, on n'observe plus d'élévation de température, qui monte seulement de temps à autre à 30° 2, 30° 5 R. Mais le pouls est constamment au-dessus de 100. Il est fort et difficilement dépressible, les carotides sont le siège d'un frémissement très marqué, de temps en temps vomissements. Les pupilles se sont notablement dilatées, mais sont toujours sensibles à l'action de la lumière, la glande thyroïde a encore grossi, elle est le siège de pulsations manifestes, la main appliquée sur cette glande éprouve une sensation de frémissement.

Dans la marche ultérieure de la maladie, le gonflement pulsatile de la thyroïde devient plus prononcé, les deux lobes font une forte saillie, les deux pupilles continuent à être le siège d'une dilatation énorme, mais elles sont toujours très sensibles à l'action de la lumière. Les principaux symptômes persistent. Palpitations cardiaques, douleur oppressive au niveau de la région précordiale ; de temps à autre selles liquides, tendance aux sueurs, sommeil agité. Les urines n'ont jamais été albumineuses. L'auscultation précordiale a fait percevoir passagèrement un bruit de souffle particulier, râpeux, au niveau de la partie inférieure du sternum ; le second bruit cardiaque offre très manifestement le caractère du tintement métallique, de temps en temps, les contractions du cœur sont irrégulières. Au niveau de l'artère pulmonaire, la pression avec le stéthoscope fait naître facilement un bruit de souffle rude sifflant. Le pouls carotidien continue à s'accompagner d'un frémissement très marqué.

A partir du 20 novembre, le pouls descend rapidement, bien que la digitale eut été supprimée depuis plusieurs jours, à 70 environ, les jours suivants à 66, et jusqu'à 50 pulsations, et cela sans que la tuméfaction thyroïdienne et l'exophthalmie aient subi de modification essentielle. La température continue à être normale. Le frémissement carotidien n'a pas diminué ; par contre, la malade ne souffre plus de palpitations cardiaques et dit ne sentir les contractions du cœur que lorsqu'elle est couchée sur le côté. Dès le milieu du mois de décembre, le nombre des pulsations se rétablit au chiffre normal (70-80), et persiste à cette hauteur. L'état subjectif s'est peu à peu amélioré, appétit et sommeil satisfaisants, les vomissements, la diarrhée et les sueurs ont disparu. La matité précordiale est revenue aux limites normales, ainsi que l'étendue des pulsations du cœur. Aujourd'hui (3 mars 1867), cette fille se sent tout à fait bien, l'aspect est bon, les sécrétions et les excrétions sont normales.

Tous les phénomènes du côté du cœur, tant subjectifs qu'objectifs, ont disparu. La fréquence du pouls et la température continuent à être normales. Il n'y a que l'exophthalmie avec dilatation pupillaire, le gonflement pulsatile de la thyroïde et le frémissement carotidien qui persistent encore, mais ces symptômes ont notablement diminué et s'amendent de jour en jour, lentement, mais progressivement, de sorte qu'une guérison complète n'est nullement douteuse.

Le traitement s'est borné, la digitale ayant été supprimée dès les premiers jours après la disparition de l'excitation cardiaque intense, à l'application continue d'une vessie de glace sur la région précordiale, à l'administration des acides et à un régime légèrement tonique. Tous les moyens employés dans le but de rappeler l'écoulement menstruel, purgatifs administrés à l'époque où les règles devaient venir, application de ventouses sèches à la partie interne des cuisses, etc., sont restés sans résultat.

OBSERVATION XIV.

(Tirée du mémoire de Fischer, thèse de Datin)

Fièvre inaugurale

Jeune fille de 15 ans, non réglée.

A la suite d'un refroidissement, elle présente une tuméfaction de la joue gauche avec coloration rosée de la peau, mais sans douleur concomitante

En même temps apparut d'une part de l'exophthalmie, d'autre part une fièvre marquée.

OBSERVATION XV.

(Hervieux)

Fièvre inaugurale probable regardée comme typhoïde par l'auteur

Jeune fille de 21 ans.

Rhumatisme articulaire antérieur.

Après avoir souffert pendant 15 jours d'une céphalée intense, elle présenta une fièvre typhoïde qui dura, convalescence comprise, quatre mois entiers. Ses règles reparurent au début de la convalescence. En même temps qu'apparurent les premiers symptômes de la typhoïde, de l'exophthalmie, de l'hypertrophie thyroïdienne, des palpitations commencèrent à se montrer. Au moment de la convalescence de la fièvre typhoïde, ces derniers symptômes subirent une amélioration transitoire, bientôt suivie d'une recrudescence qui amena à l'hôpital la malade présentant à ce moment tous les caractères d'un goître exophthalmique.

OBSERVATION (résumée)

Clinique de Trousseau

Fièvre inaugurale

X. ingénieur 35 ans.

Toujours bonne santé.

Début de fièvre, sans malaise fébrile, sans la moindre perturbation générale, fréquence du pouls.

Bien que l'appétit fut augmenté, amaigrissement. Six mois après exophthalmie, pouls 120-125 et hypertrophie de la glande thyroïde.

OBSERVATION (résumée)

Clinique de Trousseau

Fièvre inaugurale

Mᵐᵉ X. 38 ans, mariée depuis 7 ans.

En décembre 1857, fièvre continue avec rémittence quotidienne, qui persista pendant longtemps, aménorrhée, insomnie.

Quelques mois après, saillie des globes oculaires, mais absence de goître.

Palpitations cardiaques sans lésion organique.

OBSERVATION XVI

(Thèse de Moreau. Paris 1867).

Fièvre inaugurale. — Etat fébriculaire.

X., cuisinière, 27 ans.

Il y a un an, disparition des règles.

Un mois après, fièvre pendant quelques jours surtout le matin à son lever. En même temps, gros cou, saillie des yeux, chute des cheveux, amaigrissement.

Actuellement émaciation, anémie, pâleur, cheveux gris cendrés. Exorbitisme, tumeur thyroïdienne, pulsations cardiaques énergiques avec abaissement du choc précordial et souffle systolique. Pouls : 120.

Température axillaire prise pendant une semaine entre 37° et 38°.

Voix un peu rauque, aménorrhée.

Ni albumine, ni sucré dans les urines.

OBSERVATION XVII (résumée)

(Ob. XVI. Thèse de Daubresse. Paris 1863).

Fièvre inaugurale probable.

X., 37 ans. Excès de danse ; 2 jours après fièvre, au bout d'une quinzaine de jours, palpitations, puis goitre et exophthalmie.

4° Fièvre clôturale

OBSERVATION XVIII.

(Personnelle. — Recueillie dans le service de M. le professeur Renaut.)

État fébriculaire — Poussées fébriles épisodiques — Fièvre clôturale.

Pauline P... âgée de 58 ans, journalière, entrée le 23 avril 1886, à l'hôpital de la Croix-Rousse, salle Ste-Blandine, n° 60, service de M. le professeur Renaut.

Sa mère est morte à 58 ans. Son frère, mort à 70 ans, était très oppressé. Une sœur aurait succombé à une myélite, un frère à une affection cardiaque, deux autres se portent bien. Deux enfants sont morts l'un de la rougeole, l'autre à la guerre. Deux autres sont vivants.

Menstruation établie à l'âge de 16 ans, toujours régulière. Ménopause à 51 ans — Aucune maladie grave dans l'enfance, ni dans la jeunesse.

Pas d'alcoolisme.

Cette femme présente sur la face et sur le tronc une pigmentation de la peau disposée par larges plaques d'aspect bronzé et à limites brusques, lui forment les marbrures à larges dessins, cette pigmentation s'est produite au moment d'une de ses couches à l'âge de 20 ans.

La malade est sortie il y a un mois de l'Hôtel-Dieu où on l'a opérée pour la 3° fois d'une tumeur du sein gauche (maladie kystique). Elle avait en même temps une tumeur de nature différente sur la face antérieure du moignon de l'épaule gauche. Depuis 6 ans, elle présente un nervosisme progressif accompagné de troubles psychiques : irritabilité excessive, perte de la mémoire, indifférence aux choses extérieures. Il y a 15 jours elle a eu un étourdissement suivi de chûte. Depuis ce moment elle éprouve une grande faiblesse générale et les symptômes antérieurs se sont aggravés.

Elle est dans un état d'agitation constante, se plaint d'une sensation pénible et continuelle de chaleur cutanée. Le soir elle a de la fièvre (39°) et transpire.

La vue a diminué et par moments devient trouble. Il existe du nystagmus et un léger degré d'exorbitisme reconnu par le procédé de la carte.

Le corps thyroïde est volumineux et transmet des pulsations exagérées des carotides, cette hypertrophie serait très ancienne.

Les pulsations cardiaques sont fortes et précipitées, la malade se plaint de palpitations. On constate quelques irrégularités. Le cœur est hypertrophié. Il existe un bruit de va-et-vient dû à un frottement péricardique au niveau de la 4e articulation chondro-sternale. A la pointe, souffle hystolique ne se propageant pas vers l'aisselle. Le thorax est globuleux. La percussion est sonore partout. Le murmure vésiculaire est diminué dans les deux poumons et on trouve des ronchus sonores abondants. L'expectoration est mucopurulente. La malade est un peu oppressée, elle tousse, et se plaint d'une sensation de brûlure dans la région dorsale de la colonne vertébrale.

La soif est vive, mais il n'y a pas de troubles digestifs notables. Le foie paraît volumineux et abaissé.

La faiblesse accusée par la malade siège surtout dans les membres inférieurs qui fléchissent pendant la marche. Le membre inférieur gauche est plus faible, de ce côté le réflexe rotulien est plus marqué. Pas de trouble de la sensibilité. Enormes varices des deux côtés ; la malade a souvent de l'œdème des pieds.

Les membres supérieurs sont le siège d'un léger tremblement lorsque les bras sont étendus et les doigts écartés.

Pas d'albumine dans les urines.

25 mai. — Ni albumine ni sucre dans les uri no

27 mai. — On a donné successivement 30, 60, 75 centigr. de digitale sans résultat. Douche froide aujourd'hui. Pouls : 104 au lieu de 120.

22 juillet. — Depuis 15 jours environ la malade présente une agitation beaucoup plus accentuée, de l'œdème des jambes, des régions déclives du moins, un météorisme abdominal énorme coïncidant avec une constipation opiniâtre, de l'inappétence.

On a continué depuis le mois de mai les douches froides qui amènent un calme temporaire seulement. La digitale, la vératrine, le bromure ne paraissent pas avoir d'effet appréciable.

Pas d'albumine dans les urines.

25 juillet. — Traces d'albumine dans les urines.

4 août. — L'œdème des jambes a considérablement diminué. Le météorisme abdominal a diminué aussi parallèlement à la constipation. L'agitation est bien moindre.

13 août. — La malade a été agitée cette nuit et a déliré ; le matin elle présente une agitation encore très vive, elle est ahurie, n'a pas exactement conscience de ce qu'elle fait, de ce qu'elle dit, de ce qu'elle entend. Elle comprend mal ou entend mal les questions qu'on lui pose. Il est impossible de la faire rester en place. Elle se plaint d'une chaleur très vive. Les conjonctives sont jaunes, d'un bistre très laxé. Les pupilles sont égales, moyennement dilatées. Langue sèche, rouge, sans enduit. Pas de douleurs nulle part. Aux poumons, expiration prolongée dans les parties supérieures, mais pas de râles. Au cœur, choc précordial très énergique, frottement peu marqué. Pouls irrégulier à 120 ; respiration irrégulière. Impossible d'obtenir des urines. Température 38° 5.

14 août. — Pendant la nuit l'agitation a encore augmenté. La malade reconnaît les personnes, mais ne leur répond pas et ne leur obéit pas. On est obligé de l'isoler et de lui mettre la camisole de force. Même ataxie du cœur et des mouvements respiratoires. T: 38°5.

15 août. — Depuis hier soir l'agitation a fait place à la somnolence d'où il est difficile de tirer la malade. Pupilles égales. Pouls toujours fréquent. Ce matin râles de la trachée empêchant l'auscultation. T : 40°0.

A 3 heures du soir mort dans le coma.

Autopsie pratiquée 24 heures après la mort.

On se trouve en présence d'une femme aux cheveux blancs crépus, aux joues et aux orbitres encavées, au corp émacié. Le vitiligo s'est atténué sous l'influence de la cadavérisation dans les régions antérieures. Il est masqué en arrière par les suffusions sanguines.

Corps thyroïde. Les 3 lobes sont augmentés de volume, mais inégalement. Le lobe droit mesure en hauteur 11 centimètres, en largeur 7 centimètres. Il est pyriforme à base inférieure Sur une coupe verticale il présente 4 étages que nous considérerons successivement de haut en bas : le premier correspond au sixième environ de la hauteur, il est constitué par 4 ou 5 masses distinctes, formées les unes par un parenchyme rouge également consistant et dont les autres présentent des noyaux calcaires et des ecchymoses ; le 2° et le 4° étages sont formés par un tissu d'apparence normale ; le 3° étage qui égale en volume les 3 autres réunis présente un tissu brunâtre, peu consistant, imprégné de liquide. Le lobe gauche mesure 8 centimètres en hauteur, 3 en largeur. Il est constitué par l'agglomération de 5 ou 6 masses indépendantes, globuleuses, offrant les unes un parenchyme rouge homogène, d'autres un tissu envahi par des granulations calcaires. L'inférieur qui est la plus volumineuse est creusée de veinules et infiltrée de sang.

Le lobe moyen relativement moins développé que les autres est infiltré de grains calcaires.

Péricarde. — Le feuillet pariétal présente au niveau de l'origine des grosses artères 5 ou 6 granulations grosses comme des têtes d'épingles, blanches, arrondies, résistantes.

Cœur. — Il a conservé sa forme, mais est do volume. Il pèse 430 gr. Les parois des ventricules, surtout celles du ventricule gauche, sont épaissies. Leur tissu est d'un rouge sombre uniforme il est résistant sans pourtant crier sous le scalpel. Sur la face antérieure des ventricules on observe deux plaques laiteuses assez étendues, dont la supérieure pouvait entrer en contact avec les granulations du péricarde pariétal. L'orifice mitral n'est pas dilaté, mais présente quelques plaques d'induration dans l'épaisseur de sa valve interne. L'orifice tricuspidien admet quatre doigts. L'orifice aortique présente une valvule infiltrée de grains calcaires vers son bord adhérent. L'orifice pulmonaire est sain. L'aorte présente peu de plaques athéromateuses.

Plèvres — Pas d'adhérences. Pas d'épanchements.

Poumon — Congestion et œdème peu intenses.

Estomac. — Peu volumineux à parois épaisses, résistantes.

Intestins. — Hyperhémie légère de l'intestin grêle.

Foie. — Poids : 1300 gr. Forme conservée. A la coupe il présente une certaine résistance et offre une surface d'un brun clair parsemé irrégulièrement de stries brunâtre, bistre et rouge.

Rate. — Poids : 230 gr. Un peu augmentée de volume. A la coupe tissus résistant, rouge vineux, au sein duquel se détache un petit noyau blanchâtre cohérent, sans limites précises. Ce noyau paraît être le reliquat d'un ancien infarctus.

Reins. — Poids 190 gr. et 170 gr. Légère adhérence de la capsule Substance corticale d'épaisseur normale. Substance médullaire sans lésions apparentes. En divers points fibrones de Virchow de la grosseur d'une tête d'épingle.

Plusieurs corps fibreux de l'utérus.

Centre nerveux : congestion douteuse de l'encéphale. Le ramollissement précoce dû à la chaleur extérieure, rend inutile la conservation des pièces en vue d'un examen microscopique.

POUSSÉES FÉBRILES ÉPISODIQUES

23 avril 1886	matin		26 avril 1886	matin	37.8
	soir	39.		soir	38.3
24	matin	38.2	27	matin	38.5
	soir	38.4		soir	37.8
25	matin	38.2	28	matin	37.3
	soir	38.		soir	

ÉTAT FÉBRICULAIRE

29 avril 1886	matin	37.7	4 mai 1886	matin	37.5
	soir	38.		soir	37.8
30	matin	37.6	5	matin	37.5
	soir	37.7		soir	37.7
1 mai 1886	matin	37.6	6	matin	37.6
	soir			soir	37.5
2	matin		7	matin	38.
	soir			soir	37.5
3	matin	38.1			
	soir	37.6			

FIÈVRE CLOTURALE

13 août 1886	matin	38.5	15 août 1886	matin	40.2
	soir	39.6		soir	
14	matin	38.6			
	soir				

OBSERVATION XIX

Recueillie par M. Beaupère, interne des hôpitaux dans le service de
M. le Dr Faivre.

Fièvre clôturale

Jeanne J..., âgée de 54 ans, entre à l'Hôtel-Dieu, salle des
deuxièmes femmes, n° 18, juin 1887. Le père de cette femme
est mort subitement à 54 ans. Sa mère est vivante, bien portante,
âgée de 75 ans. Quatre frères ou sœurs en bonne santé. Une sœur
prend des crises qui ressemblent fort à des crises épileptiques.
Elle-même a joui d'une bonne santé dans l'enfance. Elle présente
une scoliose gauche, et a eu une éruption purpurique à 15
ans. Ses règles qui ont débuté à 15 ans ont toujours été régulières, mais toujours aussi un peu douloureuses. Mariée à
25 ans, elle a eu deux enfants morts tous les deux en bas âge
et dont l'un avait vraisemblablement une éruption pemphigoïde.
A 26 ans elle commença à souffrir d'une métrite avec déplace-
ment de l'utérus, et en souffrit pendant 5 ans. A 51 ans ménopause sans accidents.

Depuis cette, époque, c'est-à-dire depuis 3 ans, la malade a
eu des chagrins domestiques persistants. Elle a toujours été très
nerveuse, mais ce n'est qu'au moment de la ménopause qu'elle
prit une crise d'hystérie, à laquelle succédèrent une augmentation
considérable du volume du corps thyroïde et une éruption purpurique confluente aux deux jambes. Puis elle souffrit d'une
bronchite tenace accompagnée de palpitations cardiaques, ce
furent là les premiers signes de son affection.

Elle présente ensuite plusieurs fluxions, sortes d'œdèmes vaso-
moteurs, à la face et au cou, et bientôt les yeux devinrent plus
saillants et la vue s'affaiblit un peu. Enfin cet hiver survint une
diarrhée intense qui dura six semaines sans rémission, et qui
reparaît encore par moments.

On constate aujourd'hui l'état suivant :

Les globes oculaires sont très saillants et laissent découvert
une large zone de sclérotique. La pupille est un peu resserrée.
Le goitre est assez volumineux, pulsatile à la vue, et présente un
frémissement, un thrill très perceptible à la palpation.

La malade se plaint de palpitations violentes et tient assez souvent ses mains fortement appuyées sur la région précordiale. Le cœur présente des battements violents et précipités, un choc intense, un frémissement systolique. La pointe bat dans le 7ᵉ espace intercostal, les sigmoïdes dans le 3ᵉ espace à deux centimètres du bord gauche du sternum. Il existe un souffle systolique à la pointe et à la base. A chaque systole les vaisseaux du cou et ceux du goître se gonflent fortement. Ils sont le siège d'un souffle systolique et diastolique rude et sibilant :

On trouve aussi un souffle oculaire.

Les réflexes rotulien et plantaire sont abolis des deux côtés, la sensibilité est intacte, ainsi que la motilité.

Le ventre est ballonné, douloureux, il y a toujours un peu de diarrhée et un léger degré d'ascite.

Le foie est légèrement augmenté de volume.

(La partie de l'observation relative à l'évolution ultérieure de la maladie a malheureusement été égarée. Tout ce que nous savons c'est que la malade a présenté une agitation très grande, les symptômes habituels de l'hyperthermie pendant les derniers jours de son existence hyperthermie que l'examen des organes ne pouvait justifier Nous publions ci-dessous la courbe de la température relative à cette période ultérieure.

POUSSÉE FÉBRILE CLOTURALE

2 juin 1887	matin		7 juin 1887	matin	40.
»	soir	38.2	»	soir	39.8
3 »	matin	37.7	8 »	matin	40.
»	soir	39.3	»	soir	39.7
4 »	matin	38.6	9 »	matin	39.
»	soir	40.2	»	soir	39.2
5 »	matin	38.4	10 »	matin	39.6
»	soir	40.	»	soir	
6 »	matin	38.6			
»	soir	40.4			

OBSERVATION XX

(recueillie par M. Vallas, interne des hôpitaux dans le service
de M. le professeur Boudet)

Fièvre clôturale liée à une congestion pulmonaire

Suzanne G..., 25 ans, couturière, entrée le 20 janvier 1886, à
l'Hôtel-Dieu, salle St-Roch, n° 13, service de M. le professeur
Boudet. Pas d'antécédents héréditaires ni personnels. Travail
excessif et veilles fréquentes depuis deux ans. Les règles ont
débuté à 11 ans, et sont supprimées depuis 4 mois. L'affection
actuelle a commencé en juillet 1885 par une céphalalgie frontale légère qui dura trois semaines, de la lassitude dans les
membres inférieurs, de l'essoufflement et des palpitations. En
même temps sont survenus insensiblement un goitre et de
l'exophthalmie.

Depuis 4 jours, la malade a une toux pénible et a perdu
l'appétit.

Les yeux ne présentent que leur saillie anormale, pas de
troubles pupillaires.

Le goitre s'étend du sternum au cartilage thyroïde. Il ne
présente pas de souffle, mais dans les vaisseaux du cou on
trouve un souffle veineux continu et un souffle artériel systolique avec un léger frémissement. Les pulsations cardiaques
sont très accélérées. Pas de souffle. Dans la partie moyenne
du cœur, les claquements manquent de netteté La pointe bat
dans le 5e espace au-dessous du mamelon. Le pouls est mou,
présente quelques rares intermittences, il bat 132. Sensation de
chaleur quelquefois très intense aux membres inférieurs. Pas de
troubles psychiques. La malade est tourmentée par une toux
quinteuse. On trouve à l'auscultation les râles muqueux du côté
droit, perceptibles surtout en avant, très rares en arrière.

Inappétence et diarrhée depuis 4 jours. Enervement. Tremblement des mains. Pas d'albuminurie.

23 janvier. — Les râles muqueux ont notablement diminué : 140.

24 janvier. — Bonne nuit, mais agitation incessante depuis
7 heures du matin. Facies un peu hagard, pommettes injectées.

Pouls extrêmement fréquent avec les intermittences vraies. Pas
de souffle au cœur. Rien de particulier du côté du goitre. Il y a
un jeu de dyspnée, mais la malade dit n'en être pas incommodée,
elle se plaint surtout de son agitation qui lui cause une grande
anxiété. Rien de nouveau à noter du côté des poumons. Le soir,
le pouls est à 120. A 9 heures, la malade meurt avec une légère
cyanose des extrémités et de la face.

Autopsie. — Corps thyroïde volumineux enveloppant la trachée
et la partie inférieure du larynx sans les comprimer, ne compri-
mant pas non plus les gros vaisseaux et les nerfs. Ce goitre est
peu vasculaire. Pas de dilatation des veines préthyroïdiennes.
On trouve à l'ouverture du thorax un hymus pesant 50 à
60 grammes.

Poumons, pas d'adhérence, pas de tubercules. Congestion
extrêmement intense dans toute la hauteur. La pression du
parenchyme pulmonaire en fait sourdre du sang noir.

Cœur : 320 grammes, sain.

Foie : 1300 grammes, congestionné ; rate, 150 grammes,
gorgée de sang.

Reins : rein gauche, 140 grammes ; rein droit, 120 grammes.
Ils sont congestionnés tous les deux, surtout le gauche. L'examen
du sympathique et des centres nerveux n'a pu être fait.

En résumé, congestion intense des poumons.

POUSSÉE FÉBRILE CLOTURALE

21 Janvier 1886	matin	39.6	23	»	matin	39.6
»	soir	39.4		»	soir	39.
22	»	matin	39.3	24	»	matin	39.8
»	soir	39.2		»	soir	

OBSERVATION XXI

Fièvre clôturale liée probablement à une congestion pulmonaire.

Françoise C..., 41 ans, journalière, entrée à l'Hôtel-Dieu, Salle
Saint-Roch, n° 25. Service de M. le professeur Bondet, le 12 janvier
1886.

Pas d'antécédents héréditaires. La malade a eu une affection puer-
pérale qu'on ne peut déterminer, elle est très nerveuse, et sujette aux
palpitations que provoquent facilement la marche et les efforts. Il y a
2 mois elle commença à tousser sans cause appréciable, et cette toux
sans expectoration résista à toutes les médications. Il y a un mois à la
suite de fatigues exagérées elle vit survenir un œdème qui, en 3 jours,
envahit les deux membres inférieurs et en même temps des palpitations
cardiaques et des battements thyroïdiens.

Actuellement la pointe du cœur bat dans le 5ᵉ espace intercostal,
la pulsation est forte. Il existe à la pointe un souffle à tonalité basse,
et au niveau du 5ᵉ espace intercostal gauche, près du sternum, un
autre souffle à tonalité plus élevé se propageant dans la direction de
l'épaule gauche. Au même niveau le 2ᵉ bruit manque de netteté il est
mal claqué et un peu prolongé. Le pouls est assez fort, de fréquence
moyenne. Dans les carotides on perçoit à la palpation un frémissement
assez intense Il existe un pouls veineux au niveau des jugulaires.
Les vaisseaux thyroïdiens sont dilatés et animés de battements. Le
corps thyroïde est légèrement hypertrophié.

Du côté des poumons pas de râles. Obscurité du murmure vésiculaire à la base gauche. Pas d'expectoration. Toux assez fréquente.
Respiration accélérée.

Pas d'exorbitisme bien net

Inappétence.

Tremblement des mains se produisant lorsqu'on fait étendre les
mains de la malade, et datant de 5 ou 6 ans.

La malade éprouvait avant l'apparition de l'œdème une sensation
de chaleur constante.

Pas d'albuminurie.

L'œdème des membres inférieurs augmente. La paroi abdominale
est infiltrée. Les membres supérieurs commencent à s'œdématier. La
dyspnée qui avait augmenté hier a diminué sous l'influence d'un
purgatif. Ce matin la malade se sent mieux. On lui donne une seconde
purgation : eau-de-vie allemande et sirop de nerprun. Légère teinte
subictérique des conjonctives. Le foie est douloureux à la pression.
P: 96. R: 32.

13 janvier. — Depuis ce matin dyspnée très vive, orthopnée. P: 120.
Toux fréquente. Expectoration visqueuse, jus de pruneaux, teintée
de sang.

14 janvier. — Fièvre. Langue rôtie, paleur, anxiété, orthopnée,
puis décubitus dorsal avec persistance de la dyspnée. Expectoration
visqueuse, sanglante.

Souffle inspiratoire à la base du poumon gauche.

15 janvier. — Mort, avec une cyanose peu marquée.

Autopsie, le 16 janvier. Lividité sur l'abdomen et les membres inférieurs.

Poumon : pas d'adhérences, coloration rouge, vineuse, intense à la coupe. La pression fait sourdre du sang en abondance. Injection des petites bronches. Pas de noyau de pneumonie ou de broncho-pneumonie.

Cœur pâle, ventricule gauche en systole, pas de lésion d'orifice.

Foie muscade. Reins congestionnés surtout le droit qui est augmenté de volume.

Corps thyroïde du volume d'une orange étalée. Lobes latéraux, et surtout le droit, peu développés. Le goître plonge un peu en arrière du sternum. Il est peu vasculaire. Les battements venaient surtout des vaisseaux préthyroïdiens.

FIÈVRE CLOTURALE

13 janvier 1886	matin	40.2	14 janvier 1886	matin	40.
»	soir	39.	»	soir	40.

OBSERVATION XXII

(W.-B. Cheadle Saint-Georges hospitals Reports 1869)

Fièvre cloturale probable

Miss C..., 15 ans.

Depuis un an, palpitations, yeux brillants depuis 3 ou 4 mois. Élargissement du cou. Menstruation non établie. Pas d'hémorrhagie. Tendance à la diarrhée. Croissance rapide. Irritabilité.

En février 1869, un peu d'anémie. Exophthalmie considérable. Dilatation des pupilles. Goître bilatéral. Pulsation des carotides. Choc précordial violent, fréquent. Bruits du cœur éclatants. Souffle systolique de la base. Pouls 120 dans le décubitus dorsal, atteignant 140 par le changement de position ou l'émotion.

Température de la joue droite, 99°2, et de la gauche, 99°. Celle de l'aisselle ne fut pas prise. Rougeur de la face à la moindre émotion.

Aggravation. Douleur de l'oreille gauche, puis contracture du bras droit. Sensation de chaleur excessive dans les derniers jours.

Pas d'autopsie.

5' Fièvre épisodique

OBSERVATION XXIII

(Lu par le Dr Merklen à la Société clinique de Paris, séance
du 24 février 1881.)

Fièvre épisodique à type rémittent.

Anastasie, domestique, âgée de 27 ans, entrée le 6 novembre
1880, à l'hôpital Beaugon, service de M. le docteur Millard.

Cette femme est atteinte depuis 6 ans d'une maladie de Basedow bien caractérisée. Elle en rapporte l'origine et le début à
une suppression des règles déterminée par le refroidissemet. Le
goitre, l'exophthalmie et les palpitations ont paru progressivement
coïncidant avec une aménorrhée absolue. Du reste la malade
jusqu'à ces derniers temps n'a été accompagnée ni de phénomènes
aigus, ni de troubles fonctionnels assez graves pour nécessiter
une suspension de travail. La malade nous dit qu'elle a toujours
été impressionnable, que sa mère est également nerveuse ; elle
ne paraît pas avoir eu d'accidents pouvant mettre en cause
l'hystérie.

Pendant la première année de sa maladie, cette femme fut
traitée par l'hydrothérapie. Elle n'éprouva cependant d'amélioration réelle qu'il y a deux ans, à l'occasion d'un séjour prolongé
comme domestique sur les bords de la mer (à Trouville.) C'est là
que ses règles reparurent quoiqu'en faible quantité. Il y a un
mois, la malade vint à Paris ; les accidents qui l'amenèrent à
l'hôpital dataient de huit jours; ils ont pris naissance à l'occasion
d'un refroidissement.

A la suite d'un voyage sur l'impériale d'un tramways, la
malade fut prise de violentes douleurs dans les oreilles et au
niveau du corps thyroïde. Les douleurs d'oreilles étaient accompagnées de sifflements et de bourdonnements très pénibles.
Actuellement ces phénomènes persistent quoique très atténués.

Depuis 8 jours la malade est alitée, se plaint d'une céphalée
intense, de constipation avec douleurs de ventre, de palpitations
violentes, enfin, de crises nerveuses convulsives qu'elle n'avait
pas eues jusqu'à présent.

Actuellement on constate :

1° Une congestion très marquée de la face.

2° Une tuméfaction diffuse du corps thyroïde avec frémissements, vibrations et battements très violents ; les phénomènes sont intermittents comme le pouls et les battements du cœur qui sont quelquefois suspendus pendant 4 ou 5 secondes. Le corps thyroïde est surtout augmenté de volume dans son lobe gauche.

3° Une exophthalmie très accusée, sans trouble de la vision, mais avec dilatation pupillaire permanente ne cédant que très lentement et très imparfaitement à l'action de la lumière

4° Des palpitations avec soulèvement en masse du côté gauche du thorax au moment des systoles du cœur. Pas de bruit morbide mais irrégularités nombreuses.

5° Des attaques épilyptiformes de la face et des membranes, prédominantes à droite, parfois légères comme avortées, d'autres fois complètes, mais sans cri initial et sans coma. Les attaques interrompent momentanément la conversation de la malade qui répond très bien aux questions qu'on lui pose ; dès que la crise est passée elle reprend elle-même l'entretien, au point où il en était resté. Les attaques convulsives qui reviennent à tout moment, paraissent se produire immédiatement après les intermittences prolongées du cœur et du pouls, intermittences qui durent quelquefois 5 secondes ; les intermittences et les convulsions sont observées pendant ce premier examen toutes les minutes ou toutes les deux minutes.

6° Une hyperesthésie générale de tout l'abdomen, surtout au niveau des fosses iliaques avec gargouillement. Il y a constipation depuis deux jours.

Tache méningitique très marquée.

7° Des urines albumineuses et hémaphéiques avec légère ictère hémaphéique.

Temp. à 40°.

7 novembre matin, même état. Pouls irrégulier lent (la malade a pris de la digitale pendant un jour ou deux avant d'entrer à l'hôpital). Respiration rapide dans l'intervalle des crises convulsives. Bruit de diable au niveau du corps thyroïde.

Température à 39°.

4 pilules de digitale 0,05. KBr kgr Eau de Sedlitz.

7 novembre soir. Selles abondantes. Amélioration. Moins d'intermittences du pouls et surtout moindre durée des arrêts du

cœur. Pas d'accès épileptiformes depuis midi. Remarquable coïncidence entre la diminution des intermittences et la disparition des crises convulsives.

Température 39 8. Pouls 96. Respiration 40.

8 novembre matin. Température 39°. Pouls 90. Respiration 56.

État stationnaire. Intermittences fréquentes, mais courtes. La malade a passé une nuit calme, mais sans sommeil. On constate comme phénomènes nouveaux :

1° État érythémateux sous forme de macules de la région thyroïdienne et de la partie inférieure de la face : la peau à ce niveau est douloureuse ;

2° Dilatation très prononcée du cœur. Matité précordiale est très augmentée dans le sens transversal. Battements cardiaques très étendus et très énergiques.

3° Hyperesthésie de l'abdomen surtout épigastre et des cuisses. L'albuminurie est moins abondante qu'hier. Digitale 6 pil.

8 novembre soir. T. 40°. Douleurs au niveau du cou. Quelques troubles de l'accommodation. Les objets paraissent brouillés.

9 novembre matin. T. 39°. P. 54-60. R. 48.

Nuit sans sommeil. Dyspnée vive hier soir. Pas d'accès épileptiformes. Douleurs dans le cou, la mâchoire, les membres. Corps thyroïde tuméfié et douloureux. Battements du cœur d'un volume extraordinaire. Bruits métalliques. Second bruit vif, dédoublé. Moins d'intermittences.

Même prescription plus KI. 1 gr. Ventouses sèches. Frictions d'onguent napolitain et cataplasmes sur le cou.

9 novembre soir. T. 39°. P. 60. R. 48. Douleurs des jambes.

10 novembre matin. T. 38°. P. 56 très irrégulier et petit. Battements de cœur et frémissement thyroïdien moins violents. Digitale 0.10 KBr. 2 gr. Eau de Sedlitz.

10 novembre soir. T. 38°. R. 42. Douleurs articulaires du bras. Rougeur générale de la peau, moiteur sans sueur, teint violacé de la face avec bouffissure. Diarrhée. Incontinence des matières fécales et de l'urine. Expectoration muqueuse de crachats abondants. Battements de cœur toujours forts, mais avec une systole supplémentaire affaiblie suivant systole principale. Anéantissement général.

11 novembre matin. T. 38°. Pouls lent, irrégulier. Langue sèche. Congestion du foie. Râles sans importance à la base gauche. Corps thyroïde moins douloureux et moins saillant, sans

frémissement. Albuminurie à peine appréciable. Digit. 0,05. 6 ventouses.

11 novembre S. T. 40°. P. et R. 56. Malade est endormie.

12 novembre matin. T. 37°. P. 48. R. 36. Sommeil, soulagement. Souffle très vide au foyer des bruits d'articulation pulmonaire. Suppression de digitale, KBr et K I.

12 novembre soir. T. 39°.

13 novembre matin. T. 39°. P. 56. R. 30.

Amélioration notable. Expectoration muqueuse très abondante, sorte d'expectoration albumineuse sans beaucoup de signes de bronchite. Persistance de souffle. Suppression du bromure KI. 1 gr. Vésicatoire sur rég. précordial.

13 novembre soir. T. 40°. P. 70.

14 novembre matin. T. 38°. P. 72 très régulier. R. 35.

Grande amélioration. Appétit.

14 novembre soir. T. 40°.

15 novembre matin. T. 37°. P. 56.

15 novembre soir. T. 38°.

16 novembre matin. T. 37°. S. T. 37°.

17 novembre matin. T. 37°. S. T. 38°.

19 novembre. Apyrexie complète. Malade se lève et mange bien. Persistance des signes tyroïdiens, oculaires et cardiaques (à part les intermittences).

La malade part.

ÉTAT FÉBRILE

6 novembre 1886	matin			8 novembre 1886	matin	39.
»	soir	40.		»	soir	40.
7 »	matin	39.		9 »	matin	39.
»	soir	39.8		»	soir	39.

ÉTAT FÉBRICULAIRE				POUSSÉE FÉBRILE		
10 novembre 1886	matin	38.		11 novembre 1886	soir	40.
»	soir	28.				
11 »	matin	38.				

TEMPÉRATURE NORMALE				POUSSÉE FÉBRILE		
12 novembre 1886	matin	37.		12 novembre 1886	soir	39.
				13 »	matin	39.
				»	soir	40.

TEMPÉRATURE FÉBRICULAIRE	POUSSÉE FÉBRILE
14 novembre 1886 matin 38.	14 novembre 1886 soir 40.

TEMPÉRATURE A PEU PRÈS NORMALE	
15 novembre 1886 matin 47.	17 novembre 1886 matin 37.
» soir 38.	» soir 38.
16 » matin 37.	
». soir 37.	

OBSERVATION XXIV

(recueillie par M. Cuilleret, dans le service de M. Humbert Mollière).

Poussée febrile épisodique éphémère.

Eugénie G., 27 ans, ouvrière en soie, entre à l'Hôtel-Dieu, le
16 septembre 1887, dans le service de M. Humbert Mollière,
Salle Sainte-Marie, 14. Son père est mort d'hémorrhagie cérébrale : il n'était pas alcoolique. Sa mère vit encore et se porte
bien. Trois frères ou sœurs sont morts en très bas âge, l'un d'eux
avec des convulsions Elle a encore un frère et une sœur qui sont
en bonne santé. Parmi tous les membres de sa famille, on ne
trouve ni manifestations nerveuses, ni rhumatismes. Elle-même
n'a eu ni convulsions dans l'enfance, ni rhumastisme, ni chorée,
ni manifestations hystériques. La menstruation qui a débuté à
l'âge de 15 ans, s'est maintenue assez régulière, jusqu'à l'apparition de la maladie actuelle. La malade a eu deux enfants : l'un
est mort de convulsion, l'autre vit et n'a jamais été malade.
Quant à elle, c'est une femme blonde, aux chairs molles, de constitution robuste en apparence. Au mois d'août 1886, elle contracta
une dysenterie qui persista à l'état aigu pendant un mois. Depuis
ce moment la malade n'a pas cessé de souffrir d'une façon intermittente d'une diarrhée qui est du reste peu intense. A la suite
de la période aiguë de la dysenterie, c'est-à-dire au mois de septembre 1886, elle s'est aperçue qu'elle avait à la fois des palpitations de cœur, du gonflement du cou et de la saillie des yeux.
Les yeux étaient le siège de douleurs vagues et mal définies. En

même temps est survenu un peu de douleur précordiale, l'appétit
a presque complètement disparu, les digestions sont devenues
laborieuses, douloureuses, accompagnées de sueurs et de sensation
de chaleur. Pas d'amaigrissement bien marqué. Pas de toux.
Tous ces symptômes sont allés en s'accroissant jusqu'à l'entrée
de la malade à l'hôpital.

A ce moment le faciès est assez bon, mais l'exophthalmie est
très marquée, on ne constate pas le signe de de Græfe. Les lobes
thyroïdiens sont également hypertrophiés. La pointe du cœur bat
dans le cinquième espace un peu en dehors du mamelon. Le choc
précordial est énergique, les bruits éclatants, non soufflés. Rien
aux poumons.

Pas d'ovarie. Pas de troubles de la sensibilité. Réflexes rotuliens normaux.

Insomnie.

POUSSÉE FÉBRILE

16 Octobre 1887	matin		19 octobre 1887	matin	37.
»	soir	40.5	»	soir	
17 »	matin	37.3	20 »	matin	37.2
«	soir		»	soir	
18 »	matin	37.3	21 »	matin	37.1
»	soir		»	soir	

POUSSÉE FÉBRICULAIRE

11 Novembre 1887	matin		14 novembre 1887	matin	37.5
»	soir	37.4	»	soir	38.4
12 »	matin	30.5			
»	soir	37·5	15 »	matin	37.2
13 »	matin	37.6	»	soir	37.5
»	soir	37.5			

OBSERVATION XXV

(Recueillie dans le service de M. H. Mollière, par M. Cuilleret, interne des hôpitaux).

Poussées fébriles périodiques. État fébriculaire.

Françoise B.. 35 ans, ménagère, entre le 17 janvier 1888 à l'Hôtel-Dieu. Salle Sainte-Marie, n° 29.

Père vivant atteint de catarrhe et emphysème pulmonaire, et de quelques douleurs articulaires. Mère très nerveuse, un peu rhumatisante, morte d'une affection du foie. Quatre sœurs : l'une morte d'affection indéterminée, l'autre atteinte probablement de goitre exophthalmique les autres bien portantes.

Antécédents personnels : convulsions à 7 ans ; menstruation à 13 ans, toujours régulière, sauf à l'âge de 24 ans, où elles ont cessé pendant près de 13 mois. Quelques douleurs articulaires : trois accouchements normaux. Affection gastrique à 30 ans. Surmenage et ennuis. A l'âge de 24 ans sont survenues des palpitations, et à peu près en même temps de l'augmentation de volume du cou et de l'exophthalmie. Ces symptômes se sont aggravés peu à peu. Depuis 3 mois les règles sont supprimées.

Enfin, depuis quelques jours, les palpitations sont devenues extrêmement violentes, et la malade se plaint de points de côté à gauche. État actuel : Exophthalmie énorme, double, plus marquée à gauche. Pupilles normales. Pas de signe de de Græfe. Vue normale Corps thyroïde notablement hypertrophié, surtout dans son lobe droit, pulsatile, animé de mouvements d'expansion, et partiellement réductible. Il présente des variations de volume fréquentes.

Double souffle à l'auscultation.

Les carotides battent violemment, et les jugulaires sont dilatées.

Le pouls radial est très fort.

Du côté du cœur, palpitations violentes, un peu d'hypertrophie. Souffle systolique de la pointe intense se propageant vers l'aisselle. Du côté des poumons, quelques râles muqueux et submatité à la base gauche, pouls de côté au même niveau.

Langue rouge et sèche.

Pas de troubles moteurs : Réflexes rotuliens normaux.

Sensation de chaleur et congestion de la face très fréquente.

Urines : albumine, pas de sucre.

Amaigrissement général assez marqué Pas d'œdème.

18 janvier. — La malade a eu, cette nuit, plusieurs accès de palpitation. Ce matin celles-ci sont beaucoup moins intenses ; un peu d'arythmie, pas de bruit anormal au cœur. Quelques râles sous-crépitants dans les deux poumons en arrière.

Pouls : 104. Urines : un peu d'albumine, pas de sucre.

22 janvier. — Cette nuit, à plusieurs reprises, sensation de chaleur très vive, avec sueurs abondantes.

28 février. — Pendant tout le mois de février, sueurs très abondantes, tout à fait généralisées pendant 15 jours environ.

Depuis ces derniers jours, elles sont moins étendues, limitées aux membres inférieurs. Pouls : 92 à 108.

Le soir, élévation de température que rien ne peut expliquer. Palpitation. Pouls : 96. Sensation de chaleur intense. Sueurs très abondantes.

10 mars. — Sueurs limitées aux membres inférieurs, survenant (ainsi que les palpitations, surtout après les repas et durant ordinairement deux heures. Tremblement des membres supérieurs.

POUSSÉE FÉBRILE ÉPISODIQUE

17 Janvier 1888	matin		26 Janvier 1888	matin	37.
»	soir	40.8	»	soir	37.6
18 »	matin	39.5	27 »	matin	37.6
»	soir	40.2	»	soir	37.6
19 »	matin	38.3	28 »	matin	37.8
»	soir	38.2	»	soir	37.5
20 »	matin	38.1	29 »	matin	37.4
»	soir	38.3	»	soir	37.6
21 »	matin	37.7	30 »	matin	37.4
»	soir	37.7	»	soir	37.6
22 »	matin	37.3	31 »	matin	37.6
»	soir	37.3	»	soir	37.7
23 »	matin	37.2	1er Février 1888	matin	38.4
»	soir	37.4	»	soir	37.7
24 »	matin	37.2	2 »	matin	37.4
»	soir	37.4	»	soir	37.3
25 »	matin	37.4			
»	soir	37.5			

ÉTAT FÉBRICULAIRE

3 février 1888	matin	38.	18 février 1888	matin	37 8
»	soir	37.8	»	soir	38.
4 »	matin	37.8	19 »	matin	37 9
»	soir	38.	»	soir	38.1
5 »	matin	38.3	20 »	matin	38.1
»	soir	37.6	»	soir	37.7
6 »	matin	37.9	21 »	matin	37.4
»	soir	38.	»	soir	37.6
7 »	matin	38.1	22 »	matin	37.6
»	soir	37.7	»	soir	38.1
8 »	matin	37.9	23 »	matin	37.5
»	soir	38.3	»	soir	37.7
9 »	matin	38.2	24 »	matin	37.5
»	soir	37.6	»	soir	37.5
10 »	matin	37.8	25 »	matin	38.3
»	soir	38.3	»	soir	37.5
11 »	matin	38.	26 »	matin	37.5
»	soir	38.2	»	soir	37·9
12 »	matin	38.5	27 »	matin	38.
»	soir	38.5	»	soir	37·5.
13 »	matin	38.4	28 »	matin	37.2
»	soir	38.4	»	soir	37.4
14 »	matin	37.8	29 »	matin	37.4
»	soir	38.	»	soir	37.8
5 »	matin	37.8	1er Mars	matin	37.4
»	soir	38.	»	soir	37.5
16 »	matin	38.2	2 »	matin	37.8
»	soir	37.6	»	soir	37.5
17 »	matin	37.9	3 »	matin	37.7
»	soir	38.	»	soir	37.4

POUSSÉE FÉBRILE ÉPISODIQUE

4 mars 1888	matin	37.2	7 mars 1888	matin	38.3
»	soir	40.3	»	soir	37.9
5 »	matin	40.7	8 »	matin	37.8
»	soir	40.6	»	soir	37.6
6 »	matin	38.4			
»	soir	37.5			

OBSERVATION XXVI (résumée).

(Clinique de Trousseau).

Fièvre épisodique probable

Au n° 2, de la Salle Saint-Bernard, X. femme, présentant
tous les symptômes de la maladie de Graves.

Pouls : 120, peau toujours chaude et sèche.

« Quand il y avait exacerbation, le pouls montait à 140 : la
sensation de chaleur devenait alors intolérable et la malade rejetait
loin d'elle les couvertures.

OBSERVATION XXVII.

(Gros. mém. à Soc. biol., 1857).

Poussée fébrile épisodique.

Dame, 40 ans. Constitution délicate.

Goître contracté dans pays de goîtreux.

Janvier 1855 : entérite ayant duré 3 mois, amaigrissement,
faiblesse, règles fréquentes palpitations avec accès de suffocation.
pouls : 110 à 130. augmentation du goître, exophthalmie.

Amélioration par traitement balnéaire.

Février 1856 : symptômes d'embarras gastrique avec fièvre.
exacerbation des troubles cardiaques. diarrhée, puis vomissements
incoercibles, émaciation, faiblesse, céphalie, insomnies.

Au mois de juin, traitement hydrothérapique, amenant
rapidement amélioration considérable.

OBSERVATION XXVIII (résumée).

(Durney-Yeo. British. médical journal. 1871).

Fièvre épisodique. État fébriculaire probable.

X., 35 ans, mariée, mère de plusieurs enfants. 6 mai 1876,
palpitation, gêne de la respiration du côté gauche. Inappétence

vomissements et tendance à la diarrhée. Rougeurs subites accompagnées de chaleur et suivies de sueurs profuses : exophthalmie depuis 8 mois. Goitre volumineux. « Quoique d'une bonne santé, la malade a eu une fièvre dont on ne sait pas la nature, mais qui a donné lieu à beaucoup de délire. »

Peau ni moite, ni d'une trop grande sécheresse, se couvrant de tâches rouges. T. : 100' 4. Pas d'aménorrhée. Urines sans sucre ni albumine.

Digitale, belladone. Puis strychnine, bromure de potassium. Octobre. — Toujours exophthalmie. Lobe thyroïde droit volumineux. Pouls : 132.

Janvier 1877. — Augmentation de la saillie oculaire. Aménorrhée depuis 3 mois. Examen ophthalmoscopique négatif.

6° Température locale

OBSERVATION XXIX (résumée)

(Dr Mollière. Journal méd. de Lyon. 1868).

Recherches thermométriques cutanées

Jeune homme, 33 ans.

En 1862, début de la maladie ayant présenté depuis lors des accalmies et des recrudescences.

En avril 1868, à son entrée à l'hôpital, il présente les signes suivants : exophthalmie, hypertrophie et pulsations de la thyroïde, palpitations, souffle systolique à la base, danse des artères, inappétence, vomissements, constipation, affaiblissement, chûte des poils.

19 avril. — Hyperémie conjonctivale. Dilatation des capillaires de la peau dans la région sternale supérieure. Temp. A. 37'5. Temp. R. 39°.

23 avril. — Diarrhée. Gêne de la déglutition.

20 avril. — Amélioration.

25 mai. — Recrudescence. Temp. R. 39'

26 mai. — Temp. R. 39° 2/5. A partir du moment où on a donné l'iodure, elle ne s'est plus même élevée jusqu'à 38'.

Temp. thoracique 35°, 36°, 35° 4/5.

Temp. des cuisses 34' 2/5, 35°, 35° 3/5.

Temp. des bras 36° 1/5, 36° 3,5.
Pouls : 27 à 29 au quart.

OBSERVATION XXX

(Féréol. Soc. méd. hôp. Paris 1871).

Recherches thermométriques cutanées.

Homme 41 ans.

Au début triade symptomatique.

5 mois après le début du goitre, apparition de céphalée, vertiges, titubation, propulsion irrésistible vers la droite, parésie motrice à droite, sensations de froid et de chaud.

Au bout de 5 mois, vomissements.

Actuellement persistance des mêmes symptômes, légère élévation relative de la température à droite.

Temp. axil. à droite 36°6 à gauche 36°6.
   — à l'aine — 36°6 — 36°8.
   — au jarret — 37°2 — 36°3.

7° Hystérie

OBSERVATION XXXI.

(Communiquée par M. le professeur J. Teissier.)

Fièvre hystérique

C. 30 ans, domestique, entre dans le service de M. le professeur Teissier, le 3 février 1888.

Bonne santé antérieure. Depuis huit ou dix mois règles plus abondantes et durant plus longtemps. Dans l'intervalle des règles, leucorrhée Digestions lentes, pénibles. Sentiment de faiblesse de lassitude générale. Depuis deux mois disparition des règles. Rétention d'urine. Une cathétérisme évacuateur donne environ deux litres d'urine et la tumeur que l'on sentait à l'hypogastre, remontant jusqu'à l'ombilic disparaît complètement.

Chaque cathétérisme est suivi de vives douleurs vésicales et lombaires. L'urine est rouge sédimenteuse et fortement albumineuse.

Injections intra-vésicales d'eau de goudron.

15 février. — Miction spontanée. Apparition des règles.

18 février. — Violent frisson avec point de côté. Pas de crachats colorés

20 février. — Submatité à la base droite. Respiration rude. Pas de souffle, pas de râles.

21 février. — Etat fébrile très accusé. Douleurs à la pression au niveau du sein gauche.

20 février. — Même état. Application de 12 sangsues sur la région lombaire.

3 mars. — Amélioration considérable. Disparition de la fièvre et des douleurs; mais elle reste dans un état de profonde faiblesse.

On apprend d'elle que dans ces derniers temps elle a eu des crampes dans les mollets et le bras gauche, des fourmillements dans les mains, des douleurs en ceinture, une sensation de constriction de la poitrine.

Durant tout le mois de mars la malade prend des accès de fièvre (frisson chaleur) revenant avec une certaine périodicité. La malade prévoit ses accès qui s'annoncent par des maux de cœur et de la céphalalgie. La quinine à l'intérieur n'a produit aucun effet.

25 mars. — Injections de bromhydrate de quinine.

30 mars — Id.

2 avril. — Id.

A partir de ce moment la fièvre cesse complètement.

8 avril. — La malade a repris ses forces.

12 avril. — Sort dans un état satisfaisant.

17 février 1880	matin		21 février 1880	matin	47.6
"	soir	38.	"	soir	38.4
18 "	matin	37.8	22 "	matin	31.8
"	soir	39.4	"	soir	38.2
19 "	matin	37.5	23 "	matin	37.
"	soir	38.8	"	soir	38.2
20 "	matin	37.0	24 "	matin	37.
"	soir	38.8	"	soir	37.8

25 févricr 1886	matin	36.		13 mars 1886	matin	37.
»	soir	37.6		»	soir	37.4
26 »	matin	28.		14 »	matin	39.6
»	soir	38.0		»	soir	39.8
27 »	matin	39.8		15 »	matin	37.6
»	soir	29.2		»	soir	38.2
28 »	matin	37.4		16 »	matin	38.8
»	soir	38.		»	soir	37.2
29 »	matin	39.		17 »	matin	36.8
»	soir	39.6		»	soir	37.2
1 mars 1886	matin	37.6		18 »	matin	37.
»	soir	37.6		»	soir	37.4
2 »	matin	37.2		19 »	matin	38.8
»	soir	3L.5		»	soir	37.4
3 »	matin	37.		20 »	matin	39.4
»	soir	37.5		»	soir	40.2
4 »	matin	36.9		21 »	matin	38.2
»	soir	37.2		»	soir	38.8
5 »	matin	26.8		22 »	matin	37.
»	soir	37.		»	soir	37.8
6 »	matin	37.8		23 »	matin	27.2
»	soir	38.2		»	soir	37.6
7 »	matin	37.2		24 »	matin	36.8
»	soir	37.6		»	soir	37.4
8 »	matin	36.6		25 »	matin	39.6
»	soir	36.6		»	soir	40.
9 »	matin	37.2		26 »	matin	37.
»	soir	37.8		»	soir	37.6
10 »	matin	38.4		27 »	matin	37.
»	soir	38.6		»	soir	37.4
11 »	matin	39.		28 »	matin	37.
»	soir	39.6		»	soir	37.3
12 »	matin	37.8		29 »	matin	36.8
»	soir	37.2		»	soir	37.6

8° Chorée.

OBSERVATION XXXII (personnelle).

(Chorée molle. État fébriculaire).

C. Jeanne, 9 ans et demi, entrée à la charité, Salle St-Ferdinand, le 1er mars 1887.

Parents non rhumatisants.

Coqueluche à 3 ans. Broncho-pneumonie à 4 ans. S'enrhume tous les hivers. L'année passée, terreurs nocturnes pendant trois mois, puis palpitations ayant depuis lors reparu à plusieurs reprises.

Depuis huit jours sans cause appréciable et simultanément : le caractère est devenu irritable, l'intelligence incapable d'attention ; la mémoire s'est affaiblie ; état de lassitude extrême ; mouvements choréiformes allant en s'exagérant de plus en plus, mais restant prédominants à gauche ; rougeur de la face le soir ; sensations de froid et de chaud aux extrémités gauches ; palpitations plus marquées.

Actuellement : mouvements choréiques très marqués de la tête, de la face, des membres des deux côtés. Ni paralysie, ni trouble de la sensibilité. Accommodation normale. Parle facilement. Abolition des réflexes rotuliens.

Cœur : souffle systolique de la pointe. Pas d'arythmie. Rien aux poumons. Pas d'albumine.

Traitement : Bains sulfureux. Injections avec liqueur de Fowler, trois gouttes.

11 mars. — Ne peut plus manger seule. Marche très difficilement.

14 mars. — Agitation extrême. Ne peut plus s'asseoir sur son lit. Parle et avale difficilement. Ne peut pas écrire son nom.

17 mars. — On est obligé d'employer la camisole de force. Rougeur et sécheresse de la peau.

Pulvérisations d'éther.

23 mars. — Cris et pleurs pendant la nuit. Impossibilité de faire le moindre mouvement volontaire.

31 mars. — Même état.

Pulvérisation de chlorure de méthyle.

2 avril. — Amélioration qui permet de supprimer la camisole de force.

18 avril. — On a fait 4 pulvérisations. L'enfant peut rester assis pendant une partie de la journée, et marcher si on le soutient.

23 avril. — Marche toute la journée. Se sert facilement de ses mains. Parle couramment.

5e pulvérisation.

				pouls	temp. locale
8	mars	matin	38.2		
	»	soir	» »		
9	»	matin	37.4	94	
	»	soir	37.7	94	
10	»	matin	37.4	100	
	»	soir	37.5	106	
11	»	matin	37.7	100	
	»	soir	37.7	100	
12	»	matin	37.6	100	36.6
	»	soir	37.5	100	» »
13	»	matin	37.7	100	» »
	»	soir	37.7	100	» »
14	»	matin	37.4	98	35.8
	»	soir	38	106	35.6
15	»	matin	38.1	130	36
	»	soir	37.9	120	35.6
16	»	matin	37.7	140	36
	»	soir	38	106	36.4
17	»	matin	37.2	104	» »
	»	soir			» »
18	»	matin	37.7	124	34.2
	»	soir			35
19	»	matin	37.6	108	33.2
	»	soir	37.8	114	34.4
20	»	matin	37.6	102	34.6
	»	soir	37.6	110	34
21	»	matin	37.4	100	35
	»	soir	37.4	100	35 6

				pouls	temp. locale
22 mars	matin	37.6		100	36.1
»	soir	37.9		101	35.8
23 »	matin	37.8		114	35.4
»	soir	38.2		114	36.6
24 »	matin	38.2		130	36.8
»	soir	38.3		122	36.2
25 »	matin	37.9		128	35.4
»	soir	38		110	36
26 »	matin	37.8		111	36
»	soir	37.5		108	36.8
27 »	matin	37.7		112	36.6
»	soir	38		114	35.8
28 »	matin	37.9		130	35
»	soir	37.8		130	
29 »	matin	37.7		112	35.6
»	soir				35
30 »	matin	37.3		112	34.2
»	soir	37.7		120	34.2
31 »	matin	37.2		140	34.5
»	soir	47.3		130	34.5
1er Avril	matin	37.7		130	
»	soir	37.3		130	
2 »	matin	37.2		110	
»	soir				

OBSERVATION XXXIII (personnelle).

Chorée intense. État fébriculaire.

B., Eugénie, 7 ans 1/2, entre à la Charité, Salle Saint-Ferdinand, le 28 mars 1887.

Parents de tempérament nerveux.

Convulsions de la première enfance. Quinze jours avant l'apparition de la maladie actuelle, rhumatisme articulaire aigu des genoux.

Début de l'affection il y a deux mois.

Mouvements choréiques du tronc et des quatre membres sans

- 119 -

prédominance d'un côté. La marche est presque impossible. On est obligé d'habiller et de faire manger l'enfant.

Pas de trouble de la sensibilité ni de l'accommodation.

Cœur : premier bruit à la pointe légèrement prolongé.

Traitement : Pulvérisation de chlorure de méthyle.

25 avril.—On a fait 3 pulvérisations. Il ne persiste plus qu'un peu de brusquerie dans les mouvements.

				pouls	temp. locale
27	Mars	matin	37.9	91	34.8
	»	soir	» »		
28	»	matin	37 5		
	»	soir	37.7		
29	»	matin			
	»	soir			
5	Avril	matin	37.7	88	33.8
	»	soir	» »		
6	»	matin	38	80	
	»	soir			
7	»	matin			
	»	soir			
14	»	matin	38	110	35.2
	»	soir	»		
15	»	matin	37.7	100	
	»	soir	37.2		
16	»	matin	37.7	100	
	»	soir	37.2		
17	»	matin	38		
	»	soir			
18	»	matin	37.5	100	
	»	soir			
19	»	matin			
	»	soir			
20	»	matin			
	»	soir			
21	»	matin	37.5	100	35
	»	soir	» »		
22	»	matin	37.8	130	35.8
	»	soir			

			pouls	temp. locale	
23	avril	matin			
	»	soir			
24	»	matin			
	»	soir			
25	»	matin	37.7	98	36
	»	soir			

OBSERVATION XXXIV

Chorée de faible intensité. État fébriculaire.

V., Elisabeth, entre à la Charité, Salle Saint-Ferdinand, le 25 avril 1887.

Pas de rhumatisme ni d'affections névropathiques chez les ascendants et les collatéraux.

Il y a 3 ans, pelade guérie à l'Antiquaille.

Constitution délicate. Tempérament mou, apathique.

Le 13 avril, sans aucune cause appréciable, malaise, perte de l'appétit.

Le lendemain, mouvements choréiques ayant progressivement augmenté. Palpitations.

A son entrée, mouvements choréiques prédominants à gauche. Marche, s'habille, parle et mange facilement. Pas de trouble de la sensibilité ni de l'accommodation.

Nodules de Meynet très nombreux, de la longueur d'un petit pois.

Cœur : Souffle systolique prolongé, intense au niveau de la pointe avec propagation dans l'aisselle. Pas d'arythmie.

Poumons sains.

Pas d'albumine.

Traitement : Sirop d'iodure de fer.

			pouls	temp. locale	
24	Avril	matin			
	»	soir			
25	»	matin	37.7		
	»	soir			
26	»	matin	38.1	120	33.4
	»	soir			

			pouls	temp. locale
27 avril	matin			35,2
»	soir			
28 »	matin	38,4	124	35,4
»	soir			
29 »	matin	37.7	120	
»	soir	37.0		
30 »	matin	37,5		
»	soir			

OBSERVATION XXXV

Chorée molle. Fièvre rémittente.

F., Blanche, 5 ans 1/2, entre à la Charité, Salle Saint-Fer-dinand, le 15 novembre 1886.

Père rhumatisant ; mère bien portante ; ni frère ni sœur.

Bonne santé antérieure. Depuis un mois, le caractère de l'enfant est devenu impressionnable et capricieux. Il y a 15 jours, elle commença à rire, à pleurer, à faire des grimaces sans aucune raison. Enfin, depuis huit jours, elle a des mouvements choréiformes généralisés de plus en plus marqués.

Elle parle difficilement. Ne peut se tenir droite ou même assise. Lorsqu'on la maintient assise, sa tête tombe de côté, mais se déplace souvent dans des mouvements involontaires. Mange avec beaucoup de peine. Pas de vomissements. Déglutition difficile. Mouvements choréiformes des muscles du tronc, des membres, de la tête, de la face, des yeux, de la langue. Pas de prédominance marquée d'un côté. Les mouvements existent pendant le sommeil.

Cœur : souffle systolique musical à la pointe sans propagation.

Rien aux poumons.

Urines normales.

Traitement : injection avec liq. de Fowler 3 gouttes.

20 novembre. — Cris pendant la nuit semblant provoqués par des rêves effrayants. Sensation de chaleur.

11 décembre. — Incontinence des selles et des urines. Même

état qu'à son arrivée ; les mouvements choréiformes sont peut-être plus marqués.

20 décembre. — Même incontinence des selles et des urines. Elle peut rester assise. Mange et parle plus facilement.

27 décembre. — Peut marcher et manger seule. Parle bien, mais avec lenteur.

30 décembre. — Vomissements, nausées, anorexie.

4 janvier. — Elle s'amuse, mais n'a pas d'appétit, tousse un peu.

Pas de râles dans la poitrine.

7 janvier. — Antipyrine, 0,50.

11 janvier. — Malgré les élévations vespérales, l'enfant mange mieux, n'a plus de vomissements, court dans la salle. Plus de mouvements choréiformes.

14 janvier. — Suppression de l'antypirine. Bromhydrate de quinine 0,30.

18 janvier. — Départ de la malade. Toujours pâle, un peu amaigrie. Plus de mouvements incoordonnés. État intellectuel à peu près satisfaisant.

Date		Moment	T°	Date		Moment	T°
16 novembre 1886		matin	37.7	24 novembre 1886		matin	37.1
	»	soir	38.4		»	soir	37.2
17	»	matin	37.6	25	»	matin	
	»	soir	39.		»	soir	37.3
18	»	matin	37.9	26	»	matin	37.5
	»	soir	38.1		»	soir	37.
19	»	matin	38.1	27	»	matin	
	»	soir	37.5		»	soir	37.2
20	»	matin	37.4	28	»	matin	37.5
	»	soir	37.6		»	soir	
21	»	matin	38.	29	»	matin	
	»	soir	37.8		»	soir	
22	»	matin	37.5	30	»	matin	
	»	soir	37 7		»	soir	
23	»	matin	37.				
	»	soir	37.9				

Date		Moment	T°	Date		Moment	T°
30 décembre 1886		matin	37.8	31 décembre 1886		matin	37.5
	»	soir	37.6		»	soir	37.6

Date		Temp.		Date		Temp.
1er janvier 1887	matin	37.6		10 janvier 1887	matin	37.
»	soir	38,		»	soir	38.5
2 »	matin	38.2		11 »	matin	37.6
»	soir	39,		»	soir	38.5
3 »	matin	38.4		12 »	matin	37.8
»	soir	39.6		»	soir	·38.5
4 »	matin	38.1		13 »	matin	37.4
»	soir	40.1		»	soir	38.8
5 »	matin	38.4		14 »	matin	37.
»	soir	38.7		»	soir	37.4
6 »	matin	38.4		15 »	matin	37.5
»	soir	38.4		»	soir	87.4
7 »	matin	39.4		16 »	matin	37.6
»	soir	39.6		»	soir	38.
8 »	matin	38.1		17 »	matin	37.7
»	soir	38.2		»	soir	37.6
9 »	matin	37.5		18 »	matin	38.
»	soir	39.7		»	soir	

OBSERVATION XXXVI

Chorée intense. Poussée fébrile passagère (?).

Marie-Louise B., 10 ans 1/2, entre à la Charité, Salle Saint-Ferdinand, le 28 mars 1887.

Parents morts probablement de tuberculose pulmonaire. Pas de rhumatisme chez les ascendants.

Il y a 2 mois, douleurs rhumatoïdes dans les jambes. Depuis 10 jours mouvements choréiques généralisés aux membres, à la face, prédominante à gauche. Marche très difficile. L'enfant peut s'asseoir sur son lit, mais elle ne peut ni manger seule ni boutonner ses vêtements. Phrases entrecoupées. Pas de troubles de l'accommodation ni de la sensibilité. Eczéma sec de la joue droite, de la paroi thoracique gauche, du bras gauche. Intelligence intacte.

Insomnies. Cris pendant la nuit.

Cœur : Souffle systolique de la pointe et dédoublement du deuxième bruit à la base.

Poumons : Quelques râles disséminés et peu abondants.
Pas d'albumine.

Traitement : Pulvérisation de chlorure de méthyle.

4 avril. — Amélioration notable.

8 avril. — 2° pulvérisation.

15 avril. — 3° pulvérisation. Les mouvements choréiques sont presque nuls. Peut marcher et manger seule.

28 avril. — 4° pulvérisation. Guérison à peu près complète. Encore un peu de brusquerie dans le mouvement.

				pouls	temp. locale
27	Mars	matin	38.6		
	»	soir			
28	»	matin	38,2	128	34.8
	»	soir	38.6		
29	»	matin	37.6	132	35.2
	»	soir	38		
30	»	matin	37.6		33
	»	soir	37.5		
31	»	matin	37.7	100	34
	»	soir	37.9	140	
1er Avril		matin	37.6		34.6
	»	soir	37.7		
2	»	matin	37.5		35
	»	soir	37.6		
3	»	matin	37.4		35.8
	»	soir			36
4	»	matin	37.6	90	34.4
	»	soir	37.8		
5	»	matin	37.7	90	33.8
	»	soir	» »		
6	»	matin	37.4		
	»	soir			

				pouls	droite	gauche
14	Avril	matin	37.3	90	34	34.0
	»	soir				
15	»	matin	37.4	80	32.0	33.6
	»	soir	37.4	90	31.7	34.2
16	»	matin				34.3
	»	soir				
22	»	matin	37.5	100	35.8	35.0
	»	soir				

RÉSUMÉ

La fièvre se montre fréquemment sinon toujours dans la maladie de Basedow.

Elle peut y revêtir les types suivants :

1° Etat fébriculaire ;

2° Etat fébrile ;

3° Poussée fébrile inaugurale ;

4° Poussée fébrile clôturale :

5° Poussée fébrile épisodique, qui peut être éphémère ou persistante et, dans ce dernier cas, revêtir les types typhoïde, rémittent, intermittent.

C'est en général dans les cas rebelles qu'elle se montre avec persistance.

Elle est souvent efficacement combattue par l'emploi de l'eau froide.

Dans l'hystérie, la chlorose, la chorée on rencontre des types de fièvres analogues.

La fièvre du goître exophthalmique paraît résulter de la mise en jeu de deux facteurs combinés, une perturbation nerveuse et un agent infectieux, celui-ci devant peut-être son existence au défaut de fonctionnement de la glande thyroïde.

INDEX BIBLIOGRAPHIQUE

Pouli de Hanau. — *Annales médic. de Heidelberg*, 1837.

Basedow. — *Casper,s Wochenschrift*, 1840.

Datin. — Th. de Paris, 1854.

Prael. — *Arch. f. Ophth.* 1857, Br. III.

Hirsch. — *Klin. Frag. Kœnigsberg*, 1858, 2e part.

Charcot. — *Gaz. méd. de Paris*, 1856, p. 583-590.

       Soc. de Biol., 1857.

       Gaz. hebd. de Paris, 1859, n° 14.

       Gaz. hebd. de Paris, 1861, n° 36.

       Gaz. hôp., 1885.

Gros. — *Mém. à soc. de biol.*, 1857.

B. Teissier. — *Mém. à soc. méd. de Lyon*, 1862.

Trousseau. — *Clin. méd.*, t. II.

Turgis. — Thèse de Paris, 1863.

Paul. — *Ueber die Basedowsche Krankheit. Berliner klin. Woch.* 1865, n° 17.

Delmas. — *Un. méd. de Gironde*, 1867.

Meyjouissas du Repaire. — Th. Paris, 1867.

Moreau. — Thèse de Paris, 1867.

D. Mollière. — *Gaz. méd. de Lyon*, 1868.

Cheadle. — *Exophth., Goître in Saint-George's Hosp. Rep.* 1879, t. IV, p. 175.

Friedreich. — *Tr. des mal. du cœur*, 2e édit. Trad. de Lorber et Doyon, 1873.

Hall. — *Gaz. des hôp.*, 1873, n°s 14 et 15.

Beni-Barde. — *Mém. à soc. méd. de Paris*, 1874.

Marie. — Thèse, Paris 1883.

Gros. — Thèse, Paris 1884.

Eulenburg. — *Handbuch von Ziemssen-Krankheitem des Nerven-sistem*, t. XII, p. 83.

Walshe. — *Tr. des mal. du cœur.*

Guéneau de Mussy. — *Clin. méd.*, tome IV.

Peter. — *Clin. méd.*

Laveran et Teissier. — *Path. int.*, tome II.

Dieulafoy. — *Path. int.*

Jaccoud. — *Path. int.*

Rendu. — *Dict. Dech.*, tome IX de la 4e série.

Luton. — *Dict. Jacc.*, 1873.

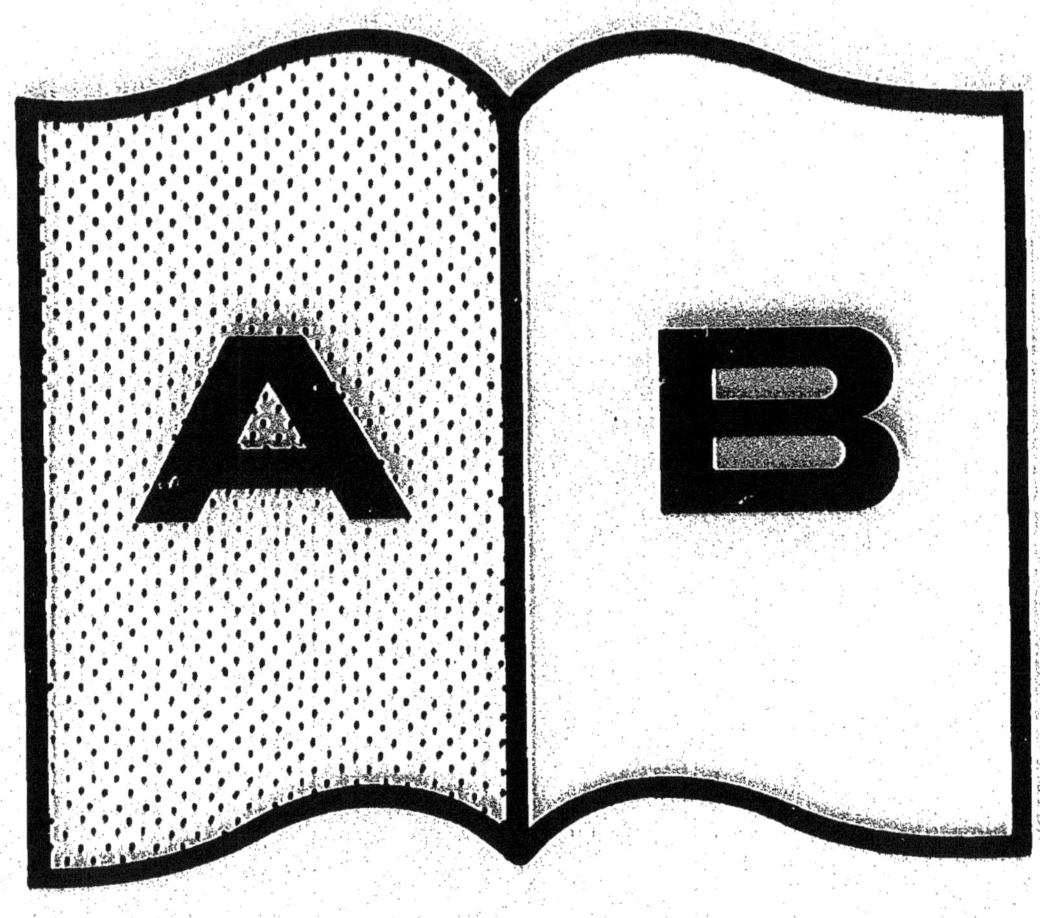

Contraste insuffisant

NF Z 43-120-14

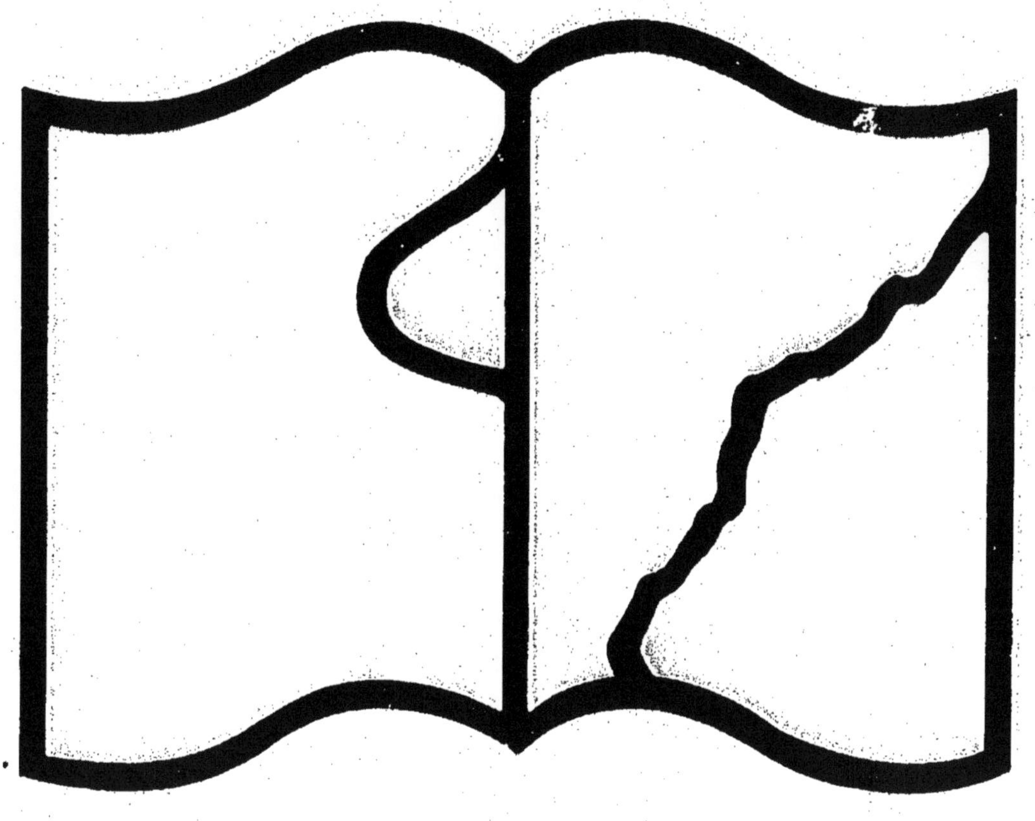

Texte détérioré — reliure défectueuse

NF Z 43-120-11